O doutor coração

MEMÓRIAS

Copyright © 2023 por Luiz Carlos Miguita

Todos os direitos desta publicação estão reservados à Maquinaria Sankto Editora e Distribuidora LTDA. Este livro segue o Novo Acordo Ortográfico de 1990.

É vedada a reprodução total ou parcial desta obra sem a prévia autorização, salvo como referência de pesquisa ou citação acompanhada da respectiva indicação. A violação dos direitos autorais é crime estabelecido na Lei n.9.610/98 e punido pelo artigo 194 do Código Penal.

maquinaria
EDITORIAL

www.mqnr.com.br
R. Pedro de Toledo, 129 - Sala 104
Vila Clementino - São Paulo - SP
CEP: 04039-030

Diretor Executivo
Guther Faggion

Editora Executiva
Renata Sturm

Diretor Financeiro
Nilson Roberto da Silva

Editorial
Pedro Aranha, Luana Sena

Revisão
Joelma Santos

Redação
Paulo Stucchi

Pesquisa
Maurício Arruda Mendonça

Pesquisa Iconográfica
Edna Hiroe Miguita Kamide

Foto de capa
Flavio Alberto Menoli dos Santos

Marketing e Comunicação
Rafaela Blanco, Matheus Torres

Direção de Arte
Rafael Bersi, Matheus da Costa

DADOS INTERNACIONAIS DE CATALOGAÇÃO NA PUBLICAÇÃO (CIP)
ANGÉLICA ILACQUA – CRB-8/7057

MIGUITA, Luiz Carlos
O doutor coração : memórias / Luiz Carlos Miguita.
São Paulo : Maquinaria Sankto Editora e Distribuidora Ltda, 2023.
208 p.
ISBN 978-85-94484-13-0

1. Cardiologistas – Brasil - Biografia 2. Miguita, Luiz Carlos – Biografia
I. Título

23-4922

CDD 926.1612

ÍNDICES PARA CATÁLOGO SISTEMÁTICO:
1. Cardiologistas – Brasil - Biografia

LUIZ CARLOS MIGUITA

O doutor coração

MEMÓRIAS

mqnr

À minha família e às amizades que comigo guardo desde a infância, responsáveis por esta vida abençoada que Deus me deu.

SUMÁRIO

PREFÁCIO
DOUTOR CORAÇÃO | MAIS QUE UM DOUTOR — 11

PRÓLOGO
ENTRE OCEANOS, O DESTINO
DE UMA HISTÓRIA QUE SE CRUZARIA — 17

CAPÍTULO 1
ENTRE NAVIOS, OCEANOS E TRILHOS — 21

CAPÍTULO 2
TUPÃ, PEDACINHO DO JAPÃO NO BRASIL — 27

CAPÍTULO 3
MIGUITA, MORI E TOMITA:
TECIDO FAMILIAR — 35

CAPÍTULO 4
O MENINO QUE TINHA O
FUTURO DIANTE DOS OLHOS — 41

CAPÍTULO 5
DE TUPÃ A SÃO PAULO:
UM MÉDICO EM FORMAÇÃO — 51

CAPÍTULO 6
CHEGADA A LONDRINA
E RETORNO AO PASSADO — 61

CAPÍTULO 7

CONQUISTAS, PERDAS E FORMAÇÃO:
A VIDA SE FORMA E SE
TRANSFORMA EM LONDRINA

65

CAPÍTULO 8

O CORAÇÃO E AS VOLTAS
QUE O MUNDO DÁ

71

CAPÍTULO 9

DE CAPITAL DO CAFÉ PARA
"CAPITAL DA MEDICINA"?

75

CAPÍTULO 10

MENINA, NAMORADA,
COMPANHEIRA, ESPOSA

79

CAPÍTULO 11

NASCE O MÉDICO CARDIOLOGISTA

87

CAPÍTULO 12

1972: ANO DO SURTO DE MENINGITE

91

CAPÍTULO 13

ATENDIMENTO CLÍNICO
E RENOME COMO CARDIOLOGISTA

95

CAPÍTULO 14

AMADURECIMENTO: HORA DE
CAMINHAR COM AS PRÓPRIAS PERNAS

105

CAPÍTULO 15

O "DR. CORAÇÃO"

113

CAPÍTULO 16
"PADRÃO MIGUITA"?
119

CAPÍTULO 17
OTOU-SAN
123

CAPÍTULO 18
CORAÇÃO NA PONTA DA CHUTEIRA
125

CAPÍTULO 19
LINO ADMINISTRATIVO
135

CAPÍTULO 20
AMIGOS ATÉ O FIM
143

CAPÍTULO 21
ENTRELAÇOS
151

AGRADECIMENTOS
RECONHECIMENTO PELO TRABALHO
173

GALERIA DE FOTOS
MEMÓRIAS
177

PREFÁCIO

Doutor Coração

Quem seria *o Doutor Coração* que a capa deste livro anuncia? Seria o Doutor um coração que abriga todos, sem distinção? Seria ele um médico, um amigo, um desportista, um conselheiro ou tudo isso reunido num só indivíduo?

A metáfora *Doutor Coração* é muito bem aplicada a essa pessoa, pois em tal figura de linguagem se transfere o nome de uma coisa para outra com a qual é possível estabelecer uma relação de comparação; mas, para que a comparação possa ocorrer, devem existir elementos semânticos (relativos ao significado) semelhantes entre as palavras ou expressões em questão, e essa relação de semelhança entre dois termos ocasiona uma transferência de significados, estabelecida através de uma comparação implícita. Ou Doutor Coração seria uma antonomásia, isto é, aquela figura que substitui um nome de pessoa, entidade ou coisa por uma expressão sugestiva ou explicativa que caracteriza uma qualidade conhecida do possuidor e que facilmente o identifica?

As definições parecem complicadas, mas tudo fica muito evidente quando se conhece a figura que iremos descrever a seguir, personagem principal desta obra que não mistura ficção e realidade, como costumam ser alguns relatos biográficos. Aqui, o Doutor Coração realmente bate no peito de todos os seus pacientes, numa transferência não de significados, mas de esperança e solidariedade. Polido e educado, embora às vezes reservado e cerimonioso, o Doutor Coração sempre inspirou confiança naqueles que dele necessitam, sendo assim com os colegas de profissão, com seus assistentes nos hospitais e com aqueles que estão sob seus cuidados, em especial.

Como identificar o Doutor Coração? Comecemos por seu aspecto físico. É um homem de boa altura, tem aparência gentil, rosto sereno. É requintado no trajar, elegante na postura e espelha uma distinção própria da sua etnia. Pele clara, cabelos bastos, testa ampla e alta, nariz largo, sobrancelhas espessas, sorriso discreto, boca apertada e queixo obstinado. Olhos puxados, límpidos, brilhantes, observadores. Fala sempre num tom agradável e discreto, movimentando sempre as mãos de forma didática, e gosta de estabelecer conversação com seus pacientes como se assim agindo pudesse chegar aos seus espíritos para poder ajudá-los com maior propriedade.

E como descrever essa figura em seu aspecto psicológico? É um dos médicos mais finos e atenciosos de sua geração e dotado de inteligência aberta à cultura geral. De elocução fácil, frases elegantes, colocações pontuais e bem-feitas, é sempre requisitado para palestras, entrevistas e orientações ligadas à sua especialidade, seja na imprensa escrita, falada ou televisiva. Apesar dos gestos medidos, andar pausado e aproximação cerimoniosa, é um conversador incansável e atencioso, fazendo valer a posição que defende com rigor, ou seja, de que você só terá sucesso se integrar-se e dedicar-se à sociedade.

A definição de coração do Dr. Miguita diz muito a respeito da escolha de sua especialidade. Segundo a sua perspectiva: "O coração é o órgão do amor, é ele que une as pessoas. Ao contrário do cérebro, que une as ideias. Tudo o que se une com amor é eterno, ao contrário das ideias, que, muitas vezes, se afastam, separam e desagregam. Para que as coisas deem certo, é preciso união com o coração". Apesar de médico, numa área que exige a presença constante nos hospitais, ele sempre teve tempo para atender às solicitações que lhe eram feitas nas mais diversas esferas. Isso demonstra o seu espírito participativo e a sua abnegação, além da disposição em sempre ajudar naquilo que for possível. Aliás, quando assumiu a direção de natação da Associação Cultural e Esportiva de Londrina (ACEL), juntamente com o Dr. Issamu Onishi, disse uma frase que representa bem a sua forma de encarar as dificuldades: "O possível sai hoje e o impossível vai demorar um pouco". Este é o Doutor Coração, cuja história vale a pena conhecer!!!

PROFESSORA DOUTORA EDINA PANICHI

Universidade Estadual de Londrina

Mais que um Doutor

O Miguita virou um amigo, uma pessoa querida. Ele não é só um cardiologista. Não é só um dos médicos mais famosos e importantes de Londrina e região.

O Miguita tem uma filosofia de vida que talvez tenha herdado da cultura oriental. Ele é cardiologista, mas representa aquele médico da família. Aquele em que as famílias confiam. Que vão lá não só para fazer tratamento de coração. "Deu dor de barriga? Deu dor de cabeça? Corre no Miguita. Quer falar alguma coisa? Vai falar com o Miguita". Então ele junta a expertise como cardiologista com o médico da família, o homem da confiança.

Quantas vezes eu fui lá conversar com o Miguita. Minha mãe dá muito trabalho para ele! Ela vai ao consultório e fica horas conversando. O Miguita virou psicólogo dela. Ele cuidou do meu pai, até o final. Mas é isso. O Miguita é uma mistura de amigo, médico pessoal, conselheiro, médico da família, uma pessoa da nossa extrema confiança. Se é que um carioca, descendente de indígenas do Mato Grosso, pode ser da mesma família de um paulista, descendente de japoneses, mais ou menos, nós somos parentes. É coisa que só a amizade pode fazer.

Quer ver a influência que o Miguita tem? Eu, por mim, estaria agora morando na Itália, em Firenze, que fica a 120 quilômetros da nossa vinícola. Miguita, Kessae e o Júnior estiveram no casamento da minha filha Letícia, lá em Montalcino, na Toscana. Mas Desirée fala assim para mim: "Você é maluco, você vai fazer setenta anos. Cadê o Miguita em Firenze?". Vou contar um caso: Uma vez o pai da Desirée foi consultar o Dr. Euryclides de Jesus Zerbini, o maior cardiologista do país, responsável pelo primeiro transplante do coração do Brasil e fundador do INCOR, em São Paulo. O Heraldo havia se sentido mal, alguma fibrilação, e foi ao Zerbini. O Zerbini leu o laudo e perguntou: "O seu médico em Londrina é o Miguita? Por que você está gastando dinheiro à toa para vir aqui para tratar comigo? Se trata lá com ele porque está muito bem encaminhado!". Isso dá para ter uma boa ideia da expertise do Miguita ainda quando jovem. O Issamu e o Miguita... O Issamu é absolutamente japonês. O Miguita é brasileiro. Mas são médicos únicos. Um tipo de médico que não existe mais. E o Miguita é o poderoso chefão. Gosta de comandar. Eu acho que ele queria ser político.

GALVÃO BUENO

Locutor esportivo, radialista e apresentador

PRÓLOGO

Entre oceanos, o destino de uma história que se cruzaria

Os fios que conduzem a história muitas vezes se assemelham ao fluxo dos oceanos, mares e rios. Ainda que aparentemente desconexos, suas águas sempre acham um jeito de se encontrarem, ora formando um conteúdo caudaloso, ora um discreto fio de correnteza. Mas não restam dúvidas que, não importando a origem das águas, elas fazem parte de um mesmo ecossistema, um conjunto renovável de vida que se interliga de norte a sul, leste a oeste deste planeta.

Assim também é a história. Muitas vezes, os fios invisíveis do destino tecem narrativas incríveis, unindo e interligando o que, aparentemente, não tinha qualquer ligação. Vidas que começaram em lados opostos do hemisfério, fadadas a se encontrarem e tomarem um caminho único; pessoas que deixam sua cidade natal em terras distantes para criar vida nova em outro hemisfério, fundando cidades, comunidades, bairros e mudando o destino de outros à sua volta.

Esta história, particularmente, retornará a fatos já narrados em outros livros, em outras trajetórias da vida; caminhos que uniram o ocidente ao oriente, que tornaram o Brasil o segundo país do mundo com a maior comunidade nipônica, excetuando o próprio Japão, com início na grande emigração de japoneses no começo do século 20 rumo a um destino incerto, cruzando o oceano em direção a uma terra tropical, de idioma estranho, com uma cultura totalmente diferente e um vasto e fértil território a ser desbravado.

Este foi o começo da saga das famílias Miguita (originalmente, *Migita*[1], alterado em registro no Brasil), Tomita e Mori, que deixaram a província histórica de Kumamoto – em que se localiza o belíssimo *Castelo de Kumamoto*, que ganhou fama no período Tokugawa[2] por ser praticamente intransponível – em direção ao Brasil.

Enquanto o navio *Wakasa-Maru*, de início projetado para ser um navio cargueiro e que, como outros tantos, oferecia péssimas condições de acomodação e higiene aos seus milhares de passageiros, deixava o arquipélago rumo à América do Sul em 1913,

---

1. *Vale lembrar que, apesar da escrita original japonesa ser Migita, a pronúncia é "Miguita". O som da letra "g" em português é obtido, em japonês, pelo "j". Portanto, Tokigire, Yamagi, por exemplo, são lidos como "Tokiguire" e "Yamagui".*
2. *Ditadura militar feudal estabelecida no Japão por Tokugawa Ieyasu (primeiro shogun), governada pelos shoguns (generais) da família Tokugawa no período de 1603 a 1868.*
   O nome do período é também conhecido como Período Edo, em homenagem à cidade de Edo (atual Tóquio), que foi a capital do Shogunato Tokugawa até a Restauração Meiji, que acabou definitivamente com o período feudal no Japão.

aqui, em terras brasileiras, vivenciava-se a expansão agrícola e fabril, motivada pelos novos ares trazidos pelos imigrantes – comumente de origem europeia –, que, em sua maioria, fixavam-se em São Paulo e nas terras do sul do país para trabalhar nas lavouras e nas fábricas.

Vale notar que o início do século 20 foi um período importante para três das regiões que, dentro em breve, receberiam as famílias Miguita, Tomita e Mori: Tupã, Bastos e o norte do Paraná, região rica pelo seu solo avermelhado e extremamente fértil para o cultivo do café, ao qual os primeiros italianos que ali estiveram denominaram *terra rossa*[3] (em português, adaptado para "terra roxa"). Seria nessas terras, uma região ampla e parcamente povoada, anteriormente habitada pelos indígenas *Caingangues*, que se iniciaria e expandiria uma das principais fronteiras agrícolas do sul-sudeste brasileiro, dando origem, em 1934, ao município de Londrina.

E, a partir do cruzamento histórico que uniu essas famílias e do nascimento de Londrina, é que se discorrerá sobre a história deste livro, recheado de memórias do Dr. Luiz Carlos Miguita, nascido em Tupã, *sansei*[4], e que escolheu a cidade do norte do Paraná para exercer sua profissão, criar seus filhos e cultivar sólidas raízes, misturando sua trajetória pessoal e vida com o crescimento e desenvolvimento de um dos mais pujantes municípios do sul do país.

---

3. *Literalmente, "terra vermelha".*
4. *Terceira geração de japoneses imigrantes (Nikkei).*

CAPÍTULO 1

Entre navios, oceanos e trilhos

Ainda é incerto o que se passou na cabeça do empresário e nobre inglês Lord Lovat quando pousou os olhos na vastidão de terras entre os rios Tibagi, Ivaí e Paranapanema.

Sabe-se, ao mínimo, que Lovat, técnico em Agricultura e Reflorestamento, e sua equipe ficaram encantados quando toparam com a riqueza e beleza da região. Ele, um investidor que estendia seus ramos para países em desenvolvimento, como o Brasil, estava à frente da *Paraná Plantations*, cujo capital era, em grande parte, britânico. Em acordo com o governo brasileiro, foi concedida aos investidores estrangeiros a negociação de uma extensa região que, na época, abrangia de Jataizinho até Umuarama. A contrapartida era a expansão, por aquelas terras, da estrada de ferro cujos trilhos já cortavam São Paulo, carregando as preciosas sacas de café, principal produto de exportação paulista no período.

Ao todo, foram adquiridos, junto ao Governo do Estado do Paraná, 500.000 alqueires de terras nessa região, que fundaram a Companhia de Terras Norte do Paraná, que tinha como principal acionista a *Paraná Plantations Limitada de Londres*, isto entre 1925 e 1927.

Por outro lado, muito provavelmente Tatuhiko, Tsuruo e Zentaro, que haviam deixado o Japão a bordo do cargueiro *Wakasa-Maru* em 1913 (mais especificamente na região de Kumamoto), também não deviam imaginar o que encontrariam do outro lado do Oceano Atlântico, sobretudo no Brasil, um país vasto em terras, com dimensões continentais. À época, assim como hoje, um pequeno pedaço de terra no território vulcânico japonês, formado por ilhas, era caríssimo. Saído do período feudal em 1868, com a ascensão do Governo *Meiji* e restauração da monarquia, que aniquilou o poder dos *daimyos*[5] e recentralizou o poder governamental no Japão com sede em Tokyo, o Japão vivia um período de crescimento urbano e de empobrecimento de seu campo.

Portanto, estar diante de terras a perder de vista, provavelmente deve ter encantado a família Miguita, assim como ocorrera com Lord Lovat. Cruzar o oceano rumo a uma nova vida no Brasil era um projeto de vida, porém, arrojado. O governo passou a estimular a emigração de seu povo para outros países a partir do início do século 20 como forma de combater o crescente endividamento e empobrecimento da população rural.

---

5. *Senhor feudal japonês.*

Assim, houve tratativas prévias para conhecer os países e suas demandas para integrar os trabalhadores japoneses.

A partir dessa política do Estado japonês, foram firmadas negociações de governo a governo, que resultaram na emigração de japoneses para Havaí, Austrália, Peru e México.

A partir de 1905, começaram também as negociações do governo japonês com o governo brasileiro. Os primeiros emigrantes contratados no Japão viriam trabalhar nas lavouras de café do estado de São Paulo, que passava por uma importante mudança de paradigmas com o final da escravidão em 1888 e começava a abraçar a alternativa de usar braços de imigrantes europeus em suas terras.

Muitas propagandas japonesas passaram a incentivar a emigração, aludindo ao café como uma "árvore que dava ouro". Com isso, floresceu no imaginário japonês a oportunidade de vir ao Brasil, melhorar de vida e retornar.

A família Miguita não era exceção. Juntamente com eles, as famílias Tomita e Mori também navegaram rumo ao Brasil na esperança de fazer seu pé de meia e voltar ao arquipélago. Entre os Tomita, estavam Tsuyoshi e sua esposa, Chiyo (Iikawa), as filhas Assako (ainda bebê), Kuniko e, com eles, o jovem Kazuto Iikawa, que embarcaram no vapor *Itsukushima-Maru*, em 1912, antes mesmo dos Miguita. Chegaram ao Brasil em 28 de abril.

Já entre os Mori, vieram Santaro, Hasue, Sadame e Motome no *Teikoku-Maru*, respectivamente o sexto e o sétimo navios de imigrantes japoneses a aportarem no país. Eles atracaram no país em 24 de outubro de 1913.

Assim como ocorria no Japão, mas em menor proporção, o Brasil passava igualmente por mudanças políticas. Sob o governo do Marechal Hermes da Fonseca, iniciava-se o chamado "Pacto de Ouro Fino", que selava a "Política Café com Leite" e destacava a alternância de poder entre representantes dos estados de São Paulo e Minas Gerais. Além das questões das políticas brasileiras, os imigrantes japoneses encontraram muitas dificuldades em adaptar-se com a língua, com os hábitos alimentares, com a cultura e, de certa forma, foram segregados socialmente.

Dentro em breve, os destinos dessas famílias se cruzariam, remontando a histórias que unem as curiosidades, o pitoresco e a trilha pelos rios da história de São Paulo, até desembocar na atual Londrina.

Tatsuhiko e Tsuruo Miguita foram contratados como agricultores para trabalhar na Fazenda Sobrado & Araquá, em São Manuel (SP), região administrativa da cidade de Sorocaba. Na realidade, em Kumamoto, Tatuhiko Miguita (seu nome, ao chegar ao Brasil, foi erroneamente grafado como "Tatuhiko", e não como "Tatsuhiko") era de uma família bem de vida. Seu pai era comerciante, uma profissão mais próspera e graduada do que a de agricultor. Tatuhiko era alfabetizado e tinha um bom nível de conhecimento. Casou-se com a jovem Tsuruo, funcionária da loja do pai. Por ter um espírito independente e impetuoso, decidiu emigrar do Japão. No Brasil, o casal Tsuruo e Tatuhiko tiveram dez filhos, dos quais cinco sobreviveram: Luiz (1917), Joana (1924), Margarida (1927), Jorge (1929) e Kentian (1935). O primeiro, em Promissão, e os demais em Cafelândia.

Santaro e Hasue Mori, por sua vez, vieram casados para o Brasil, juntamente com as duas filhas, Sadame e Motome. Santaro, com 37 anos, chegou na condição de "emigrante contratado" (*Keiyaku Imim*) pela empresa de emigração do governo japonês. Era carpinteiro, mestre nas técnicas tradicionais japonesas de construção em madeira (sistema de encaixes e travas, sem uso de prego). Sua filha Sadame casou-se com Kazuto Iikawa (que viera no navio com os Tomita) em 1921, ambos com 22 anos. O curioso é que, a pedido de seu sogro, Santaro, que tinha apenas duas filhas, Kazuto acatou o antigo costume japonês para as famílias sem descendentes do sexo masculino (costume chamado *Mukoyoshi*) e adotou, oficialmente, o sobrenome Mori de sua esposa, Sadame. Por isso, ficou conhecido, em definitivo, como Kazuto Mori. Ao contrário do que se habitua a enxergar como padrão de comportamento japonês (quieto e reservado), Kazuto era comunicativo e gostava de interagir e fazer amizades, o que facilitou sua adaptação ao Brasil. Todos moravam na Fazenda São Luiz, de propriedade de Joaquim Firmino de Andrade Junqueira, que ficava no Distrito de Sarandi, atual Jurucê, pertencente à cidade paulista de Jardinópolis. Sadame e Kazuto Mori tiveram dez filhos: Carlos Yoshito (1922), Coiti (1923), Ceetuco (1926), Massako (1928), Maria Mitsuko (1930), Mauro (1932), Aparecida Shizue (1933), Nathallna (1936), Eduardo Hideo (1937) e Mário (1939).

CAPÍTULO 2

Tupã, pedacinho do Japão no Brasil

Duzentos e vinte e dois quilômetros (222 km) separam as cidades de Tupã e Londrina. A primeira, localizada no centro-oeste de São Paulo, já quase em fronteira com o Mato Grosso do Sul; e a segunda, ao norte do Paraná, não tão distante do estado paulista. E, a despeito de a história do Dr. Luiz Carlos Miguita estar profundamente ligada a Londrina, é impossível contá-la sem mencionar um pouco do munícipio paulista – não apenas porque foi lá que ele nasceu, em 1946, mas também porque Tupã tem uma história umbilicalmente relacionada à imigração japonesa ao Brasil como poucas cidades do país.

Para entender a história de um homem, é necessário descrever todos os aspectos de suas experiências e formação de sua trajetória e inserir nesse contexto as circunstâncias geográficas nas quais ele nasceu, foi criado e, claro, escolheu para viver. No caso do Dr. Miguita, não é diferente. Seus antepassados cruzaram o Atlântico rumo ao Brasil e, uma vez aqui, iniciaram suas histórias em terras novas, até então desconhecidas por eles e, obviamente, bem diferentes da realidade japonesa.

Seus avós, Tatuhiko e Tsuruo, se estabeleceram em Tupã na década de 1930. Tatuhiko-*san* aprendera português com certa facilidade e fluência, fato este que o ajudou bastante, sobretudo a deslocar-se entre ofícios e melhorar de vida.

No início, casal e seus filhos já nascidos no Brasil (Luiz, pai do Dr. Miguita, em 1917, Joana em 1924, Margarida em 1927, Jorge em 1929, e Kentian em 1935) percorriam as cidades às margens da Noroeste[6] à procura de oportunidades nas propriedades da região, que passava por um intenso movimento de expansão de fronteiras. Na época, Tatuhiko-*san* utilizava seu conhecimento no idioma para ensinar e orientar novos imigrantes, que chegavam em grande fluxo à Alta Paulista[7], o que acabou por denotar uma certa liderança à sua pessoa. Vale lembrar a grande diferença entre os idiomas japonês e português (tanto na fala como na escrita e estrutura alfabética), o que explica a natural postura de liderança e referência que Miguita acabara por conquistar entre os colonos.

---

6. A Estrada de Ferro Noroeste do Brasil (NOB) era uma companhia ferroviária brasileira com extensão de 1622 quilômetros, construída na primeira metade do século 20. Sua linha-tronco ia de Bauru até Corumbá (MT).

7. A Alta Paulista é uma antiga região ferroviária do estado de São Paulo colonizada em maior escala a partir da primeira metade do século 20, tradicionalmente conhecida como a faixa de terra situada entre o Rio Aguapeí ou Feio e o Rio do Peixe, por onde passava o traçado do Tronco Oeste da Companhia Paulista de Estradas de Ferro. Abrange as cidades de Garça, Marília, Tupã, Parapuã, Rinópolis, Osvaldo Cruz, Inúbia Paulista, Lucélia, Adamantina, Pacaembu, Dracena, entre outras. A ferrovia chegou a Tupã em 1941, de onde avançou somente a partir de 1949.

Longe de se acomodar, migrou do campo para a cidade, trabalhando em diversos ofícios, entre eles comerciante de compra e venda de cereais e corretor de imóveis.

Na década de 1930, ele passou a trabalhar como corretor na região de Tupã. A cidade, fundada em 1929 (tendo virado município, com Câmara de Vereadores e Prefeitura em 1938 apenas) certamente atraiu os olhares de Tatuhiko-*san* pelas oportunidades, uma vez que estava em uma das principais rotas de desenvolvimento e expansão do estado de São Paulo e se convertera no ponto-final da ferrovia que serpenteava pela Alta Paulista, em 1941. Por fim, acabou sendo Tupã a localidade que a família Miguita escolhera como lar, para fixar raízes.

Tornou-se uma liderança dentro da colônia japonesa local, que crescia exponencialmente. Foi presidente do *Kaikan* (atividades festivas) e ajudou na criação e manutenção do *Nihongaku* (escola de características japonesas, importante para manutenção dos traços culturais). No Ano-Novo era comum, desde as seis horas da manhã, os chefes das famílias japonesas de Tupã virem cumprimentá-lo, seguindo o costume de prestar deferência aos líderes da colônia.

Provavelmente fora seu *ojii-san*[8] que influenciara, mesmo que indiretamente, Dr. Luiz Carlos Miguita não apenas a enveredar pela área da saúde (já que ele tinha uma farmácia) como também a embrenhar-se intensamente nas atividades da co-

---

8. *Uma das formas (mais formal) de se referir a "avô" em japonês. Outras variações possíveis são ojii-chan (mais carinhoso), ou jii-chan (informal).*

munidade local em Londrina, onde, à semelhança do avô e pai, construiu uma reputação de ativo articulador de atividades sociais, políticas e culturais, ligadas ou não à sua profissão. Afinal, um bom fruto nunca cai longe da árvore! Tatuhiko *ojii-san* adquiriu os móveis de uma farmácia da cidade de Rinópolis (SP) para montar em Tupã um estabelecimento para seu filho mais velho, Luiz Miguita, em 1942.

Porém, a calma e prosperidade de Tupã dos anos 1930 sofreram um importante abalo no final da década, quando eclodira a guerra na Europa, tendo Alemanha, Itália e Japão aliados como países do eixo. Ainda que o Brasil tenha se mantido neutro no conflito até 1944, fora inevitável que colonos e descendentes desses três povos passassem a ser vistos com certa desconfiança (e, por que não, medo) entre os brasileiros.

O cenário piorou quando, em 30 de junho daquele ano, Getúlio Vargas decretou que o país estava, oficialmente, envolvido no conflito europeu após os vários bombardeios a embarcações nacionais promovidos pelos alemães após a instalação de uma base norte-americana em Natal, em 1942. Ou seja, se a corda esticara ao longo dos anos, adubando certo ressentimento contra pessoas originárias de países do eixo Berlim-Roma-Tokyo, com a entrada oficial do país no conflito, qualquer verniz e política de boa vizinhança caíra por terra.

O Governo Vargas não apenas decretara a proibição do uso do alemão, italiano e japonês entre os colonos como também fechara escolas e proibira atividades culturais dessas colônias.

O medo, claro, era a presença de espiões ou agentes do eixo entre os imigrantes.

Mesmo após a rendição italiana em 8 de setembro de 1943, e alemã, em maio de 1945, o Imperador Hirohito e seus súditos resistiam no oriente, ainda motivados pelo bem-sucedido ataque a Pearl Harbor (1944), que não apenas causou uma ferida no orgulho do exército norte-americano como também cravou definitivamente na história a imagem dos *kamikazes*[9]. A rendição japonesa aconteceu somente em 2 de setembro de 1945, ainda que suas forças militares estivessem bastante combalidas, sobretudo após os ataques nucleares de Hiroshima e Nagasaki, respectivamente, em 6 e 9 de agosto.

Apesar de a rendição ter ocorrido em condições menos rigorosas do que a Alemanha, esta fora, indubitavelmente, um golpe doloroso na honra do governo japonês e do Imperador Hirohito (ele próprio, mantido no poder pelos norte-americanos, sem qualquer punição). Do outro lado do oceano, todavia, a comunidade japonesa dividia-se entre os que acreditavam (e aceitavam) a derrota do Japão na guerra e os que, menos integrados à cultura brasileira, se negavam a crer que o país se rendera.

---

9. *Literalmente, deuses do vento, ou, ainda, vento divino, em japonês. Incapazes de vencer a resistência antiaérea norte-americana, os japoneses adotaram uma tática perturbadora: lançar seus próprios aviões, carregados com explosivos, contra o inimigo em ataques suicidas. Seus pilotos eram conhecidos como kamikazes.*

Vários movimentos de resistência e agressão promovidos pela organização autodenominada *Shindo-Renmei*[10] eclodiram na região oeste do estado, especialmente em Marília, Bastos, Osvaldo Cruz e Tupã, incluindo assassinatos dos considerados "corações sujos", isto é, japoneses tidos como traidores da pátria por crerem na rendição do Japão, também denominados *make-gumis*. Já os que se autoproclamavam fiéis a Hirohito e crentes da superioridade bélica japonesa eram chamados de *kachi-gumis*.

Na época, Tupã contava 45 mil habitantes e passava por um crescimento acelerado, impulsionado pela expansão agrícola e, em grande parte, pelo trabalho da colônia japonesa. Também foi nessa cidade que aconteceu um dos mais emblemáticos episódios da *Shindo-Renmei*, tendo ligação direta inclusive com sua criação, que ficou conhecido como caso dos sete samurais – no qual sete japoneses perseguiram, com o intuito de matar, um policial brasileiro que, ao ver a bandeira do Japão hasteada em uma residência, teria limpado as botas em seu tecido. O oficial brasileiro argumentara que tal ato – hastear a bandeira – era proibido pelo governo.

Os sete japoneses acompanharam o soldado até o tênis Clube de Tupã, onde estava escondido. Lá, ele fora agredido por um dos membros do grupo e todos acabaram presos. Muitos

---

10. *Literalmente, Liga do Caminho dos Súditos, em japonês, que assassinou 23 pessoas e feriu outras 147, em sua maioria imigrantes de origem japonesa (isseis). A história da Shindo-Renmei foi bem descrita no livro Corações sujos, de Fernando Moraes.*

historiadores consideram o episódio como um dos estopins para a formação da *Shindo-Renmei*.

Tatuhiko-*san* era considerado um *make-gumi*, ou seja, um japonês derrotista. Alvo da organização devido à sua representatividade, o avô do Dr. Miguita teve que se esconder na comunidade com a ajuda de amigos. Entre esses amigos que ajudaram Tatuhiko-san estava a família Junqueira, a qual nutriria uma ligação especial com a família Miguita ao longo dos anos seguintes.

Somente em fevereiro de 1947, a situação se normalizaria e a colônia nipônica retornaria à sua rotina.

Toda essa ebulição foi importante, pois, em meio a todo o medo e caos provocado pelos *kachi-gumis* na grande comunidade japonesa de Tupã, nascia, em 4 de dezembro de 1946, o primeiro neto de Tatuhiko-*san*, filho do primogênito Luiz: vinha ao mundo Luiz Carlos Miguita.

CAPÍTULO 3

Miguita, Mori e Tomita: tecido familiar

Enquanto os japoneses construíam uma grande colônia em São Paulo, sobretudo na capital e na fronteira oeste do estado, o norte do Paraná também começava a receber os primeiros colonos oriundos do Japão.

Na região, a já citada Companhia de Terras Norte do Paraná colocava em ação as engrenagens de desenvolvimento e ocupação daquelas terras, e foram justamente os nipônicos os primeiros a ocuparem esses territórios, mesmo antes da fundação da cidade, na segunda década do século 20.

O povoamento da região compreendia a parte oeste do Rio Tibagi, até então praticamente inexplorada. Em torno do rio havia grandes propriedades, as quais serpenteavam no território entre Paraná e São Paulo. Os primeiros proprietários, então, começaram a lotear a grande porção de terra para os colonos, que se dedicavam originalmente à plantação extensiva de algodão e ao beneficiamento desse produto.

Mas os tempos não eram fáceis. A falta de boas sementes e adaptação do produto ao solo prejudicaram a empreitada e, novamente sob a batuta dos ingleses (donos do capital a ser investido na região na época), os grandes lotes originais foram subdivididos em menores porções de terra, numa espécie rudimentar de reforma agrária. Naquele momento, no lugar do algodão, o produto da vez era o café, cujas fronteiras se expandiam de São Paulo para o rico solo norte-paranaense.

Como parte desse processo de povoamento, e sob coordenação do engenheiro Dr. Alexandre Razgulaeff, era criado, em 21 de agosto de 1929, o primeiro marco da atual cidade de Londrina no local chamado Patrimônio Três Bocas. Tratava-se do principal posto avançado inglês naquelas terras, o que, por si, explica o nome do município – ou seja, "Pequena Londres" –, atribuído ao Dr. João Domingues Sampaio.

Já em 1930, as maiores levas de imigrantes japoneses começavam a aportar na região, atraídos pela riqueza do solo e oportunidades de cultivo. A presença oriental não era necessariamente nova – já que a chegada dos imigrantes japoneses no Paraná data da década de 1920, formando duas frentes de migração japonesa: uma via Curitiba, com os migrantes se estabelecendo nos bairros de Uberaba, Campo Comprido e Santa Felicidade, e outra via norte do estado. Contudo, na terceira década do século, ela aumentou consideravelmente. Muitos migrantes de Ribeirão Claro, fronteira com São Paulo, foram trazidos para Londrina por Hikoma Udihara, importante corretor do início da colonização da cidade.

Udihara, partindo da cidade de Cambará em 1930, liderou um grupo de 11 japoneses (originalmente, radicados em Santo

Anastácio, em São Paulo) até as terras de Londrina. Antes deles, um grupo de alemães tinham chegado à região, mas sem resultar na aquisição de lotes.

Tal fato conferia à fixação japonesa em Londrina algo peculiar: eles privilegiavam a formação de colônias mais fechadas, com escolas e manifestações de sua cultura próprias. Os primeiros lotes adquiridos foram na chamada Colônia *Dai-Ikku* ou Seção Número Um.

A explosão demográfica elevou o povoado a cidade em 3 de dezembro de 1934, sendo composto pelos distritos de Londrina e Nova Dantzig. Em 20 de dezembro de 1938, foram criados os distritos de Marilândia e Rolândia[11], com terras desmembradas do distrito de Nova Dantzig. Também foram anexados a Tibagi os distritos de São Sebastião e São Roque.

De acordo com os registros da CTNP, os primeiros compradores, no dia 27 de março de 1930, foram: Massaharu Ohara, lote nº 1, 20 alqueires; Toshio Tan, lote nº 3, 10 alqueires; Mitsugui Ohara, lote nº 5, 15 alqueires (primeiro a adquirir o lote); Toshikazu Yamate, lote nº 6, 10 alqueires; Moshin Yamazaki, lote nº 7, 10 alqueires; e Massahiko Tomita, lote nº 2, 15 alqueires.

Luiz Miguita, nascido em 1917 e filho de Tatuhiko Miguita, casara-se com Ceetuco Mori, nascida em 1926 e residente em Bastos. Ambos foram residir em Tupã, onde, por influência do pai, Luiz já tocava adiante o negócio no ramo de farmácia, no

---

11. *Desmembrado em 1943.*

qual trabalhava desde os 17 anos. Ela, por sua vez, era filha de Kazuto Mori (Iikawa originalmente) e Sadame. Conforme já explicado, Kazuto adotara o sobrenome Mori a pedido de seu sogro, Santaro, como forma de manter a linhagem masculina. Ele havia chegado ao Brasil aos 13 anos juntamente com a irmã Chiyo (Iikawa) Tomita e o cunhado Tsuyoshi Tomita.

Todos moravam na Fazenda São Luiz, de propriedade de Joaquim Firmino de Andrade Junqueira, que ficava no Distrito de Sarandi, atual Jurucê, pertencente à cidade paulista de Jardinópolis.

Graças a essa união, as famílias Tomita e Mori passaram a ter uma história interligada, cuja linhagem prosseguiu com Ceetuco e seus irmãos: Carlos Yoshito, Coiti, Massako, Maria Mitsuko, Mauro, Aparecida Shizue, Nathalina, Eduardo Hideo e Mário.

Luiz e Ceetuco se conheceram em 1943 e casaram em julho daquele mesmo ano. Segundo Ceetuco, a pessoa de Luiz Miguita era de um homem muito bonito, estiloso, de excelente aparência física, um galã. Era calmo, controlado, de fala mansa e de poucas palavras. Ela ainda fala que ele era muito afetivo, romântico, muito carinhoso com ela.

Não houve festa de casamento, pois, como dito, durante o período da Segunda Grande Guerra, os japoneses estavam proibidos de realizar qualquer tipo de reunião e festividade. Na época, o negócio de Luiz prosperava. Sua farmácia – denominada Farmácia São Paulo, estava localizada na Rua Carijós, 390 – estava estabelecida em um grande prédio com três portas e tinha muitos funcionários. Segundo a esposa, ela e Luiz Miguita nunca tiveram uma briga ou discussão na vida. Foram um casal perfeito.

E foi nesse contexto do pós-guerra, de união entre famílias e sonhos, encontros e destinos, que nasceu Luiz Carlos Miguita, três anos depois do enlace de seus pais, na cidade de Tupã.

CAPÍTULO 4

O menino que tinha o futuro diante dos olhos

Pautada por uma cultura patriarcal e tradicionalista, a tradição japonesa celebra quando o primogênito de um casal é menino. Afinal, segundo as tradições, cabe a ele (filho homem mais velho) cuidar da família na ausência do pai e, também, levar adiante o sobrenome familiar. Portanto, mesmo longe do país de seus pais, Luiz e Ceetuco (principalmente, o primeiro) comemoraram bastante o nascimento do menino Luiz Carlos.

Luiz não escondia o orgulho do seu primogênito, levando-o no colo a todos os lugares e perguntando às pessoas se seu filho era ou não bonito. Para ele, certamente, Luiz Carlos era a criança mais bonita do mundo, um verdadeiro orgulho para seu pai. E não apenas para ele; *ouji-san* Tatuhiko, que, na época, ainda convivia com as incertezas e cautelas devido às ameaças da *Shindo-Renmei*, pediu que o garoto tivesse também um nome em japonês, o qual deveria homenagear o Imperador Hirohito.

Apesar de Luiz Carlos não ter sido registrado com um segundo nome japonês (uma tradição bastante comum entre os imigrantes), entre os familiares passou a ser chamado de Hiromitsu, ou, simplesmente, Hiro.

Uma curiosidade é que nenhum dos meninos da família Miguita-Mori foram registrados com o nome japonês. Apenas as meninas tiveram esse registro, todas igualmente em homenagem a Hirohito – Edna Hiroe e Elizabeth Hiroko.

Retornando aos primeiros anos do menino Luiz Carlos "Hiro" Miguita, é inevitável não reconhecer que, superstições à parte, o garoto parecia predestinado a ter um futuro brilhante à frente. Entre os japoneses, a data de nascimento, bem como o ano e sua ligação com o *Junishi*[12] são efetivamente levados em consideração, inclusive na escolha do nome da pessoa e sua escrita em *kanji*. No caso de Luiz Carlos Miguita, seu nascimento ocorreu sob o signo do cão, ou *inu*. Nascidos nesse signo têm como perfil, segundo a mitologia astrológica japonesa, tendência a ter carisma, diplomacia, honestidade e, claro, reconhecimento. Também se apegam a ideais elevados e são bastante persistentes.

Do horóscopo para a vida, é igualmente inegável que as influências familiares desde cedo ajudaram a cunhar a personalidade do jovem Hiro. Filho de dono de farmácia, nasceria daí

---

12. *Horóscopo japonês. O sistema astrológico japonês foi importado da China há cerca de 1300 anos.*
   O Junishi é baseado nos 12 animais (Rato/Ne, Boi/Ushi, Tigre/Tora, Coelho/ Usagi, Dragão/Tatsu, Cobra/Hebi, Cavalo/Uma, Cabra/Hitsuji, Macaco/Saru, Galo/Tori, Cão/Inu e Javali/Inoshihi.

seu gosto pela área da Saúde, que culminaria com a escolha de sua profissão: médico. Igualmente, de seu *ouji-san* e *otou-san*[13], herdaria o ímpeto de trabalhar em prol da sociedade e se embrenhar em questões pertinentes às áreas social, política e cultural.

A década de 1950 para os Miguita seria o momento de atitudes proativas. Por isso, em 1951, Luiz Miguita, pai do Dr. Miguita, desponta como liderança política, incentivado por Tatuhiko-*san*. Em 1952, Luiz assumiu uma cadeira como vereador. Em 1954, exerceu o cargo de 1º secretário da Mesa Diretora da Câmara Municipal de Tupã, e conclui seu primeiro mandato em 1955. Uma das principais pautas de Luiz era atenuar a xenofobia dos brasileiros contra os japoneses.

De fato, historicamente, devido às circunstâncias, desde a imigração, durante a Segunda Guerra, quando o Japão era país inimigo e ainda depois de seu término, os japoneses e seus descendentes continuavam a ser alvos de ataques xenofóbicos. Por isso, o conhecido farmacêutico da cidade, membro do Rotary Club, Luiz Miguita, buscava representar institucionalmente, pela via democrática, os interesses da colônia japonesa para demonstrar que os nipo-brasileiros queriam contribuir com decisões da vida da comunidade tupãense. O êxito de sua atuação política fez Luiz Miguita candidatar-se e reeleger-se, pelo

---

13. *Pai, em modo mais formal. Também pode ser referido com tou-san ou tou-chan, modos mais informais e carinhosos. Luiz Miguita chegou a eleger-se vereador em Tupã, trabalhando de modo muito próximo da comunidade japonesa.*

Partido Democrata Cristão, para o segundo mandato, de 1956 até 1959.

No mesmo ano em que Luiz Miguita assumiu a câmara, elegeu-se também Presidente do Tupã Beisebol Clube. Na sua gestão, inaugurou o campo de beisebol e realizou o campeonato inter-regional de beisebol, que contaria com a participação do time da Universidade de Waseda, do Japão. O time vencedor foi o Giants, de São Paulo. Nesse evento houve a apresentação e coroação da Rainha do Beisebol.

A proximidade do menino Luiz Carlos com o pai era notória. Luiz não escondia o amor e carinho pelo filho, constantemente presenteando-o com roupas (que trazia de suas viagens a São Paulo), levando-o para pescaria. Aliás, mesmo depois do nascimento de seus irmãos, a pescaria prosseguiu sendo um meio de reunir a família – um verdadeiro programa para os Miguita!

Todos acordavam de madrugada e saíam por volta das cinco da manhã para pescar no Rio do Peixe ou Rio Feio. Lá, passavam o dia, retornando apenas no final da tarde. A pesca era, claro, acompanhada pela comida, como *obentô*, com *oniguiri, tsukemono*[14].

Havia também os bailes de Carnaval em Tupã. Pai e filho se fantasiavam de pierrô, hábito que Luiz, que adorava Carnaval, cultivava desde solteiro.

---

14. *Respectivamente, um tipo de marmita preparada com comidas japonesas; bolinho de arroz (normalmente em forma triangular); e um tipo de "picles", preparado com verduras, legumes e frutas em conserva.*

O primeiro aniversário de Luiz Carlos foi igualmente celebrado com alegria. Sua *baa-tchan*[15] Tsuruo e as tias Joana e Margarida prepararam as comidas, misturando sabores japoneses e brasileiros e fazendo jus ao gosto dos Miguita por encontros e festas.

Já em relação ao *ojii-san* Tatuhiko, Hiro mantinha uma admiração, fruto da energia do avô e de seu envolvimento com a comunidade nipônica local. Uma memória muito marcante foram os discursos escritos e ensaiados por Tatuhiko-*san* , que tinha por hábito decorar suas falas. Até hoje a prática dos discursos do avô está enraizada no Dr. Miguita, que segue os passos de seu *oujii-san* ao elaborar seus próprios discursos, preparando-os mentalmente, escrevendo e memorizando.

Em um desses encontros da vida, permeados por eventos da comunidade local, Hiro, aos seis anos, conheceu um de seus melhores amigos, que também se tornaria médico: o menino Luiz Carlos Junqueira (sim, eram homônimos), apelidado de "Neguito" e cujo pai, cirurgião que migrara do sul de Minas Gerais para Tupã em 1943, morava em frente à farmácia do Sr. Luiz.

Apesar dos temperamentos diferentes ("Neguito" era mais levado e agitado e vivia se machucando, sendo tratado por Sr. Luiz, enquanto que Hiro era mais calmo, mediador), a amizade entre eles cresceu e solidificou. Entre as brincadeiras preferidas estavam algumas bem comuns entre as crianças, como carrinho,

---

15. *Vovó, em modo carinhoso.*

estilingue, queimada. Andavam de bicicleta, soltavam papagaio, jogavam bola de gude, catavam frutas e jogavam futebol.

Aliás, futebol sempre foi uma das paixões de Hiro, também herdada do pai, torcedor do São Paulo Futebol Clube e do Tupã FC, onde era tesoureiro. Pai e filho não perdiam a oportunidade de assistir aos jogos do Tupã no Estádio Alonso Carvalho Braga.

Outras brincadeiras, no entanto, não eram tão comuns assim; Hiro e "Neguito" adoravam subir e caminhar pelos telhados das casas. Como as construções eram baixas e próximas, os dois meninos perambulavam pelos telhados, literalmente, conhecendo a cidade "de cima".

Numa dessas brincadeiras, mais especificamente, no amplo quintal da casa dos Junqueira, Hiro despencou de uma altura de quase três metros quando tentava apanhar um caju. Apesar de nada grave ter acontecido, o menino quebrou o braço, que foi engessado pelo próprio pai. Mesmo recuperado, seu braço ficara torto, levando Sr. Luiz a recorrer ao conhecido Padre Donizetti[16], que residia em Tambaú. Acreditem ou não, o braço de Hiro ficou curado e perfeito, sem qualquer sequela.

Com o braço recuperado, Hiro seguiu dedicando-se aos esportes. Além do futebol, praticava *kendô* e participava ativamente dos *Undokai*, os jogos japoneses que ocorriam todo ano. Eles

---

16. *Padre Donizetti Tavares de Lima, nascido em Santa Rita de Cássia (MG), foi um padre católico conhecido na década de 1950 por graças, conversões e milagres de curas atribuídas a ele. No dia 6 de abril de 2019, o Papa Francisco reconheceu um milagre ocorrido por intercessão de Padre Donizetti, culminando em sua beatificação.*

aconteciam aos domingos, das oito da manhã às seis da tarde, com disputas entre os times branco e vermelho em corridas de 50 metros, revezamento etc. Competitivo, o menino estava sempre focado em vencer e não gostava de perder.

Outra paixão de Luiz Carlos era visitar os avós Mori, em Bastos, e, depois, em Londrina, para onde seu *ouji-san* e *baa-chan* se mudaram em 1951. A família crescera com o tempo, e Hiro não era mais o único filho, dividindo a casa e a atenção dos familiares com os irmãos Edna, Reynaldo e Elizabeth. O trajeto de Tupã ao Paraná era feito de ônibus, em pista simples e sinuosa. A diversão das crianças durante o percurso era colocar as mãos para fora das janelas do veículo, o que sempre rendia broncas.

Os Mori moravam distante do centro da cidade, em um bairro com ruas de terra. Coiti Mori[18], um dos tios de Hiro, que fora escrivão de cartório e vereador em Bastos, trabalhava como corretor (trabalhou como representante de venda de tratores Tobatta e da Seguradora Novo Mundo, comprava e loteava fazendas) e ajudava a cuidar dos pais.

As tias Nathalina e Aparecida trabalhavam em um escritório e também se dedicavam à costura. Maria, ou Mari-*chan*, era professora. Mauro Mori, outro tio, mudou-se de Londrina para Goioerê (PR), onde assumiu um cartório, posteriormente herdado pelo irmão Eduardo após seu falecimento em um desastre aéreo.

Por sua vez, Kazuto Mori, o avô, que havia trabalhado muito tempo como alfaiate e tradutor, dedicava-se bastante a cuidar da esposa, Sadame, que sofria de diabetes em estágio bem agressivo, que piorara com a idade, demandando aplicação de insulina. Já naquela época, Sadame passava boa parte do dia acamada, sob os cuidados e carinho do esposo.

Era uma casa térrea com porões, um quarto voltado para a fachada frontal ao lado de uma varanda, árvores frutíferas (fruta do conde, jabuticabeira, maracujá) e entrada para a garagem na lateral da casa. Havia dois porões separados, onde funcionavam a marcenaria do bisavô Santaro e o *Ofurô* (banheira japonesa para banhos quentes de imersão).

Luiz Carlos também era bastante paparicado pelos avós maternos e, entre as principais diversões em Londrina, estavam os filmes no Cinema Ouro Verde, futebol com os primos e passeios no Igapó.

Os anos 1950 foram muito marcantes para Londrina e sua história. Impulsionado pelo café, o desenvolvimento se alastrava pela cidade, que viu sua população saltar de 20 mil para 75 mil habitantes em uma década, metade destes na área rural.

No final da década de 1950 e início dos anos 1960, a cidade ficou conhecida como "Capital Mundial do Café", sendo responsável por mais de 51% do café produzido no mundo. Tal fato fez com que as grandes lavouras passassem a predominar no cenário rural e os tais casarões dos "barões do café" se sobressaíssem na área urbana.

Mas, naquela época, nada disso importava ao menino Hiro. Londrina, para ele e seus irmãos, era sinônimo de diversão na casa dos avós Mori – quando as regras da família eram flexibilizadas e era possível, por exemplo, tomar sorvete, algo que seu pai, Luiz, proibia veementemente.

Foi nesse contexto que o garoto ativo, inteligente e comunicativo cresceu. Mesmo naquela época, sua família cultivava nele a ideia de ser médico, profissão admirada pelos Miguita. Mas, para chegar lá, o estudo seria fundamental. Nos anos 1950, Tupã tinha boas escolas. Desde o início, o filho mais velho de Ceetuco e Luiz foi se destacando como um aluno estudioso e que tirava notas excelentes no então Grupo Escolar Bartira, na Praça da Bandeira.

Toda a formação escolar de Hiro aconteceu em escolas públicas, jamais tendo estudado em escolas particulares em seus anos de formação.

Em 1957, ano em que Dr. Miguita se formou no antigo Primário, foi escolhido como orador da turma devido ao seu desempenho escolar.

Além da formação escolar trivial, ele também frequentava o *Nihongaku*[17] e praticava artes japonesas. Porém, ainda que a guerra tivesse passado, falar ou escrever japonês foi se tornando algo muito difícil. As famílias normalmente conversavam no idioma natal apenas dentro de casa e, desse modo, a prática foi se perdendo entre as gerações seguintes. O próprio Luiz Carlos não conseguiu aprender a escrever, ler e falar japonês, apesar de compreender o que seus pais e avós diziam.

Mas isso não interferiu em sua trajetória, nem no futuro que o aguardava anos depois.

---

17. *Escola em estilo japonês onde se aprendia a falar e escrever o idioma em seus três alfabetos (hiragana, katagana e kanji), bem como aspectos da cultura oriental.*

CAPÍTULO 5

De Tupã a São Paulo: um médico em formação

Ao longo de sua formação estudantil, Hiro habituou-se a se destacar em Biologia, Química e Língua Portuguesa. Já aí, nota-se novamente a influência de sua família, que prosseguia o incentivando a estudar com o objetivo de entrar na faculdade de Medicina. Essa influência partia principalmente de sua mãe, Ceetuco. Especificamente em relação à Língua Portuguesa, além do curso regular, ele também fazia aulas particulares sob orientação de seu pai, Luiz, que sempre dissera que era importante saber se comunicar corretamente.

Mas o grande diferencial de Luiz Carlos era sua capacidade de memorização. Bastava uma ou duas lidas num conteúdo para memorizá-lo. Tal habilidade não apenas ajudava a se destacar nos estudos como também a superar os desafios pessoais que ele mesmo se impunha.

Aos 12 anos, já entrando na adolescência, começou a trabalhar na farmácia de seu pai. Trata-se de um episódio marcante e bastante decisivo em sua biografia profissional, pois foi ali que começara a aprender um pouco sobre a área da saúde, na prática, conhecendo doenças, remédios e suas formulações, aplicar injeção e cuidar das pessoas.

Em paralelo à vida acadêmica, que corria seu curso para desembocar na Medicina, profissão que abraçaria, Hiro cada vez mais se dedicava à atuação e liderança na sociedade local de Tupã, a exemplo de seu pai e avô. Com apenas 13 anos, o menino participou ativamente, e de modo precoce, do Clube Esportivo e Social de Tupã (CEST), do qual foi o diretor. O local era ponto de encontro para atividades esportivas e também sociais, como os famosos bailes.

E foi num desses bailes que aconteceu um dos episódios mais pitorescos dessa fase da vida do Dr. Miguita. Seu tio Mário Mori havia vindo de Londrina para Tupã para ingressar no Tiro de Guerra. Lá, conhecera e se apaixonara por Marília Romeiro, e foi graças a Hiro e seu papel como intermediário que ambos conseguiram ficar juntos. Cabia a ele entregar os bilhetinhos do "correio elegante" que Mário e Marília escreviam. Ela fazia o terceiro ano do curso normal, de manhã, e ele o terceiro do ginasial, das 11 às 14 horas. Por coincidência, eles ocupavam a mesma carteira, cada qual no seu horário.

Em 16 de maio de 1960, o casal começou a namorar. Em 1964, quatro anos depois, se casaram, e Hiro nunca deixou de visitá-los em Goioerê, cidade em que escolheram residir.

Porém, a vida da família Miguita estava prestes a dar uma importante guinada. Muito em breve, a rotina em Tupã seria apenas uma lembrança, e São Paulo seria o local em que Luiz Carlos e seus irmãos, que iam crescendo e abandonando a infância, passariam a viver.

Tal lembrança é muito viva no Dr. Miguita. Em janeiro de 1961, ele percebeu um movimento diferente na farmácia, com caixas de remédios sendo separadas e cuidadosamente embaladas para serem transportadas.

Sem compreender o motivo, e diante do silêncio do pai, o que estava prestes a acontecer lhe foi comunicado de repente pela família, sem margens a questionamentos: por aconselhamento do avô Tatuhiko, seu tio Jorge abrira uma farmácia em São Paulo e o negócio prosperara. Então, Luiz Miguita ponderou que era momento de alçar voos maiores e decidiu mudar seu estabelecimento para a capital. Havia ainda outro motivo: em São Paulo, as possibilidades de Luiz Carlos estudar e se tornar médico eram maiores.

Hiro foi o primeiro a se mudar para São Paulo, de modo a continuar o quarto ano ginasial. Em breve, dois meses depois, a família se uniria a ele. Partira no trem das dez da manhã numa segunda-feira, ao lado do pai e do avô, sem se despedir dos amigos. A despedida se limitou à família Nakata, vizinha dos Miguita.

Confuso, e com uma profusão de sentimentos no peito, Luiz Carlos chegou a São Paulo no dia seguinte, uma terça-feira. A experiência foi impactante; na década de 1960, São Paulo já havia se convertido na metrópole cosmopolita que atraía não apenas estrangeiros, mas migrantes de todo o estado e de outras regiões do país. Luiz retornara a Tupã para preparar a mudança da farmácia e do restante da família, o que aconteceria em março de 1961. Antes de partir, ele fora homenageado pela Câmara Municipal, que lhe concedera o título de Cidadão Honorário.

Já Hiro ficou alojado na casa de sua tia Joana em Santana, zona norte da capital. Matriculou-se na escola Estadual Barão Homem de Mello, no período noturno. Foi o momento verdadeiro de a casca do ovo se quebrar; de diferentes origens e profissões, seus colegas eram um microcosmo da sociedade brasileira, convivendo com os desafios de uma grande cidade, entre oportunidades, malícias, perigos e necessidade de amadurecer. Cultivou carinho por passeios ao Parque do Ibirapuera, Vale do Anhangabaú, Praça da Sé, entre outras localidades sobre as quais apenas tinha ouvido falar ou lido. Também aprendera a se deslocar de transporte público, repetindo por muito tempo o trajeto de ônibus da linha Jabaquara-Santana até a Rua Alfredo Pujol. Retornava a pé para a casa da tia, subindo a íngreme ladeira da Rua Benta Pereira, onde ela morava.

Nessa mesma rua, havia uma catadora de papel que, nos raros tempos livres, escrevia poesia nas folhas que encontrava pelo caminho. Destino ou não, os caminhos de Luiz Carlos Miguita haviam se cruzado, ainda que de modo acidental, com os de Carolina Maria de Jesus[18], autora do livro *Quarto de despejo*, sucesso nacional e internacional, traduzido para vários idiomas.

Quando os Miguita finalmente se mudaram para São Paulo, foram morar no Jabaquara, na Vila Guarani. Era um sobrado em cujo térreo Luiz Miguita abriu a Farmácia Ouricana (depois Drogaria Durikana), com duas portas de correr.

O bairro Cidade Vargas era um bairro planejado, ainda em fase de urbanização, e destinado a residências de jornalistas e políticos de São Paulo. No bairro também moravam artistas, gente famosa na década de 1960 que frequentava a farmácia dos Miguita, como o cantor Antônio Marcos (que se casaria com a cantora Vanusa), que era muito amigo de Luiz Miguita. Por lá morava também Procópio Ferreira e sua filha Bibi Ferreira e o compositor Gilberto Gil, e até mesmo o cantor Herondy, da famosa dupla com a cantora Jane.

Porém, nem tudo foi fácil. A família estava acostumada com a casa espaçosa de Tupã, com quartos para todos, mas, em São Paulo, eles tinham de residir em sete pessoas num apartamento de dois quartos, sala, cozinha e banheiro.

Nessa fase de adaptação e dificuldade, foi a mãe, Ceetuco, que teve um papel bastante importante. Comunicativa como o

---

18. *Nascida em Minas Gerais, na cidade de Sacramento, Carolina Maria de Jesus foi escritora, poetisa e compositora autodidata. A autora viveu boa parte de sua vida na favela do Canindé, na Zona Norte de São Paulo, sustentando a si mesma e seus três filhos como catadora de papéis. Seu livro Quarto de despejo: diário de uma favelada foi publicado em 1960, com auxílio do jornalista Audálio Dantas.*

pai (avô de Hiro), Kazuto, partiu dela a iniciativa de integrar a família à vizinhança. Passou a ser conhecida como "Dona Cida", fez amigos e, com sua dedicação, ajudou a farmácia a conquistar sua primeira clientela, o que garantiu e ajudou as condições financeiras da família.

Inserido na vida metropolitana e cosmopolita, Hiro também teve acesso a fatos importantes da história brasileira. Afinal, era em São Paulo que muito da vida política, artística e social transcorria. Estudava muito, já convencido de que seu destino estava ligado à Medicina. Mas, para isso, seria preciso ainda mais afinco. Com exceção de Matemática e Física (disciplinas que sempre foram seu calcanhar de Aquiles e nas quais tirava notas medianas), destacou-se como estudante. Também descobrira a paixão pelo latim, porque lhe possibilitava a compreensão dos significados das palavras e a ampliação do vocabulário português.

Certa noite, ao descer do ônibus em Santana para ir ao colégio Barão Homem de Melo, Luiz Carlos deparou-se com uma grande movimentação de militares. Na Rua Alfredo Pujol, ficava a sede do importante e estratégico batalhão do Centro de Preparação dos Oficiais da Reserva (CPOR). O adolescente não entendeu bem por que aquelas centenas de militares estavam num clamoroso estado de alerta. Chegando ao colégio soube que, horas antes, na tarde daquele dia 25 de agosto, Dia do Soldado, o Presidente da República, Jânio Quadros, havia renunciado em Brasília. Os militares estavam exaltados e prontos para intervir e tomarem providências, diante da ausência do Chefe de Estado brasileiro e da eminente posse de João Goulart, cujas suspeitas de ser "comunista" assombravam o imaginário urbano brasileiro na época.

Mesmo diante de um ano turbulento, Luiz Carlos Miguita terminou o ginásio de modo brilhante, e a recompensa veio com o diploma de conclusão do curso conquistado com destaque, como uma forma de coroamento de um ano repleto de mudanças, sacrifícios e desafios na vida de sua família.

Era chegado o momento de entrar no Colegial (atualmente, Ensino Médio), que, na época, oferecia as opções de ingresso no curso Científico e Clássico. No Científico, naturalmente, a ênfase era em disciplinas como Matemática, Física, Química e Biologia, e, também, era a via natural para quem pretendia cursar Medicina. Como parte desse objetivo, Luiz Miguita pretendia matricular Hiro no melhor colégio da rede pública da cidade São Paulo, o renomado Colégio Presidente Roosevelt, no Bairro da Liberdade. Contudo, o Roosevelt era muito concorrido e não foi possível encontrar uma vaga. A solução foi matricular o filho em outro colégio público, o Brasílio Machado, na Vila Mariana, então considerado um dos dez melhores colégios da capital.

Nessa época, marcada novamente por muito estudo e horários inóspitos (já que estudava à noite e, de dia, ajudava o pai na farmácia), fora outra mulher, a *baa-tchan* Tsuruo, que desempenhou um papel importante na vida de Hiro. Depois das aulas, Dona Tsuruo esperava o neto chegar e, com carinho, o recebia com a comida na mesa para jantar. Ambos se sentavam e comiam juntos, e, então, Hiro podia dar o dia por encerrado, já no seio familiar. Até hoje, Dr. Miguita se refere à *baa-tchan* Tsuruo como sua "Santa Protetora".

Ceetuco, ou "Dona Cida", seguia como um alicerce da família, andando pelo bairro aplicando injeções quando necessário e trabalhando na farmácia. Constantemente, Hiro e o avô Tatuhiko iam de ônibus comprar medicamentos – atividade esta que ele passou a fazer sozinho quando o avô começou a apresentar problemas de visão.

Luiz Carlos descia sozinho do ônibus, na Praça da Sé, para fazer as compras na Drogaria Farto e na Praça da Árvore, na Saúde, onde ficavam a Drogasil e Farmácia e Drogaria São Paulo.

Mas sua vida na capital não se limitava a estudos; ainda havia tempo para jogar futebol e frequentar o *Kaikan*[19], onde se reunia com outros descendentes de japoneses para praticar esportes, conversar e se divertir.

Aos 16 anos, em 1963, Hiro voltaria a mostrar seu espírito participativo e de liderança, assim como ocorrera em Tupã. Juntamente com amigos, fundou o Clube Social e Esportivo Atlas, cuja sede ficava na Rua General Manoel Vargas, no bairro Cidade Vargas, no subsolo de um bar.

Primeiramente eles formaram um time de várzea, o Atlas Futebol Clube, com uniforme nas cores azul e branca. Jogavam na Aclimação, no Jabaquara, São Judas, Água Branca, campos do Ibirapuera, à beira do Rio Pinheiros, às margens do Taman-

---

19. *Literalmente, "prédio de reunião", comuns entre as colônias japoneses como espaço de encontro e confraternização.*

duateí. Eram finais de semana em que ele se dedicava a jogar futebol. Hiro jogava na posição de centroavante. Era um jogador inteligente, rápido, alto e cabeceava muito bem.

Aos 17 anos, foi eleito Presidente do Atlas. Seu dom de liderança e sua capacidade oratória para exprimir ideias de interesse coletivo se fizeram presentes com naturalidade e, sobretudo, com credibilidade. Seu braço direito na presidência era seu grande amigo, Fausto Yoshinaga, que o ajudava na organização das atividades sociais. Entre elas, destacavam-se os passeios para piquenique em Santos e, principalmente, os bailes para os jovens, que, a essa altura, já estavam começando seus primeiros namoros.

Hiro gostava de bailes, frequentava muitos clubes japoneses, como os do bairro Ipiranga, Vila Mariana e Liberdade. Também ia ao baile do Grêmio Esporte e Cultural de Ex-Bastense(GECEBS) e, no final do ano, em bailes de formatura nos salões do Aeroporto de Congonhas e no do Fasano, na Avenida Paulista, com música ao vivo executada pelos grandes maestros arranjadores e excelentes músicos da noite, famosos e concorridíssimos naqueles tempos, tais como Pocho e sua Orquestra, Sílvio Mazzuca e sua Orquestra, Henrique Simonetti e sua Orquestra, Érlon Chaves e sua Orquestra, entre outros.

Por sua vez, os negócios da família começavam a progredir. Em 1963, Luiz Miguita recebera o diploma de Oficial de Farmácia pelo Serviço de Fiscalização do Exercício Profissional de São Paulo.

No ano seguinte, em 26 de março de 1964, o Conselho Regional de Farmácia de São Paulo, CRF-8, expediria a Carteira de Identidade Profissional para seu pai, habilitando-o a permanecer exercendo as funções em sua farmácia. Tal qual o filho, Luiz dedicava-se ao cotidiano do bairro, participando ativamente das atividades e decisões locais.

Luiz Carlos Miguita cursaria o Científico nos anos 1962, 1963 e 1964, dando um passo em direção ao plano de prestar o vestibular para Medicina, como sua mãe, Ceetuco, lhe incentivara, desde quando moravam em Tupã.

CAPÍTULO 6

Chegada a Londrina e retorno ao passado

O que passou na mente do jovem Hiro quando seus olhos reavistaram no horizonte, pela janela do ônibus, a cidade de Londrina? Certamente, parte de seus pensamentos voltavam ao passado, à época em que, criança, se entregava aos mimos dos avós maternos, Kazuto e Sadame, e de seus tios e tias. O então menino já gostava do tempo que passava na cidade paranaense, tanto, inclusive, que demonstrava vontade de estudar no Colégio Londrinense, algo que nunca ocorrera de fato.

Era uma época em que a cidade ainda tinha ruas de terra e em que a casa dos avós, apesar de espaçosa, estava bem longe do "centro" urbano do jovem município, que, mesmo naquela época, já despontava como uma joia no norte do Paraná. A Rua Paranaguá, onde ficava a casa dos avós, era de terra (como tantas outras) e era preciso amassar o barro vermelho pegajoso quando chovia. Da Rua Alagoas em diante havia uma mata, a chamada Mata do Bodero, que se estendia do atual Jardim Canadá até as imediações do Colégio Vicente Rijo.

O ônibus passava na rua acima, a Rua Belo Horizonte. Abaixo da Rua Paranaguá, hoje Avenida Juscelino Kubitschek, era a Rua Antonina. Descendo essa rua, chegava-se ao vale do córrego Água Fresca (o primeiro a abastecer a cidade), onde a criançada (e Hiro) ia brincar na cachoeirinha. Anos depois, a Mata do Bodero foi cortada. No local onde ficava o antigo Colégio La Salle, depois Colégio Canadá e hoje a UniFil Campus Canadá, havia um descampado que se tornou um campo de futebol de terra batida. Então, é quase certo que as lembranças do jovem Luiz Carlos vislumbraram momentos do menino Hiro brincando na terra avermelhada, tingindo roupas, sapatos e brinquedos.

Mas, em 1968, nem Luiz Carlos Miguita nem Londrina eram os mesmos. Hiro não era mais um garoto; caminhava a passos largos para a vida adulta. Em sua personalidade, estava registrado muito das influências de seu pai e avô, o ímpeto de se embrenhar ativamente nas atividades do mundo que o cercava, exercer um tipo de liderança natural – algo que seus olhos assistiram por parte de Luiz e Tatuhiko, que, naquele momento, pulsava forte em seu peito. A vida em São Paulo lapidara essa aptidão, algo que lhe acompanharia para o resto da vida e que seria extremamente importante para seu futuro, o futuro de um jovem descendente de japoneses que aterrissava na cidade de "terra roxa" para, finalmente, realizar o sonho de sua mãe, Ceetuco, e que, com o tempo, tornara-se o seu também: se tornar médico.

Já Londrina gozava nacionalmente do título de Capital Mundial do Café. Com a expansão das lavouras e com o dinheiro, obviamente também chegara o progresso. O perfil urbano da cidade se transformava, abraçando a modernidade. Londrina deixara de ser uma cidade estritamente rural, composta por famílias de imigrantes de várias origens (inclusive, japonesa) para se tornar um município de feições próprias, ainda que muito jovem.

E, como dádiva do progresso, não apenas novas instituições se formavam na cidade como também abria-se espaço para novas oportunidades no ramo da educação. Rapidamente, a "Capital Mundial do Café" preparava-se para ser conhecida por outros atributos também.

Em 1960, como parte do ímpeto desenvolvimentista iniciado uma década antes pelo então presidente, Juscelino Kubitschek, o Governo Federal havia anunciado a expansão dos cursos de Medicina no Brasil. O plano tinha como objetivo ampliar o número de profissionais capacitados em várias áreas pelo país. Vale lembrar que, assim como Londrina, a industrialização e o desenvolvimento também haviam se tornado marcas do território nacional.

De um país agrário, o Brasil caminhava para se tornar um polo industrial com a chegada de multinacionais e projetos de expansão e povoamento de várias áreas ainda pouco habitadas. Estradas começavam a rasgar o Centro-Oeste e Norte do país e a demanda por profissionais capacitados crescia exponencialmente.

Em 1964, o então governador do Paraná, Ney Braga, sancionou uma lei que tinha por objetivo aproveitar a brecha criada pelo governo nacional de criar 36 novos cursos de Medicina pelo país.

Nascia assim a Faculdade de Medicina do Norte do Paraná, que iniciou oficialmente suas atividades em 15 de fevereiro de

1967, tendo como diretor o Dr. Ascêncio Garcia Lopes, que teve ativa participação na criação, três anos depois, da Fundação Universidade Estadual de Londrina.[20]

Não tardou para que o recém-criado curso da Faculdade de Medicina fosse incorporado à Fundação Universidade Estadual de Londrina (FUEL)[21]. Mas o início contou com as demandas e dificuldades de se montar a infraestrutura adequada. A Odontologia emprestou laboratórios, que já estavam prontos, de Anatomia e Histologia. O corpo docente também era outra preocupação, pois tinha como foco a qualidade. Dr. Ascêncio, então médico de Londrina, também organizou um concurso nacional. Ele também recorria aos seus mentores na USP, onde se formara, para indicação de nomes. Foi assim que, por exemplo, o Dr. Lauro Beltrão se juntou à equipe, assim como Dr. José Eduardo Siqueira, que chegou a Londrina em 1970.

Um detalhe interessante era que, por ser um curso ainda com poucas turmas, não havia residentes, e o convívio dos professores era intenso – uma união que acabara por cunhar laços de amizade.

Sendo assim, no final da década de 1960, tanto Hiro, quanto Londrina estavam prontos para o futuro grandioso que a ambos aguardava.

---

20. *A Fundação Universidade Estadual de Londrina foi criada oficialmente em 28 de janeiro de 1970.*
21. *Hoje, Universidade Estadual de Londrina (UEL).*

CAPÍTULO 7

Conquistas, perdas e formação: a vida se forma e se transforma em Londrina

C omo dito, o destino de Hiro em Londrina era a casa dos avós (a mesma de sua infância), localizada na Rua Paranaguá, 1306, próxima à Rua Alagoas.

Lá foi seu lar de 1968 a 1970, quando, incentivado pela oportunidade de estudar Medicina na recém-criada Faculdade de Medicina do Norte do Paraná, Luiz Carlos Miguita deixou a família em São Paulo e retornou a Londrina dos momentos de sua infância. Inicialmente, seus objetivos (assim como de seus pais) eram de que ele cursasse Medicina em São Paulo. Porém, entrar no curso na capital paulista era bastante difícil devido à alta concorrência. Mudar-se para o Paraná para realizar seu sonho havia se tornado, então, algo extremamente viável.

Seu vestibular aconteceu justamente no Colégio Londrinense, o mesmo em que o garoto queria estudar quando pequeno.

Na empreitada, acabaria por conhecer um de seus melhores amigos, Issamu Onishi.

Ao se conhecerem, Issamu lembrou-se imediatamente do sobrenome Miguita. Por aquelas coincidências do destino, o pai de Issamu havia sido sócio do tio de Hiro, Coiti, numa loja de Máquinas Agrícolas que ficava na Rua Sergipe, ao lado da antiga Casa Garça. Ele também já conhecia a dona Rosa, esposa de Coiti e tia de Luiz Carlos.

Apesar de ver seus sonhos desabrocharem diante dos olhos, não foi um processo fácil para Luiz Carlos. Em primeiro lugar, havia a saudade. Hiro costumava escrever várias cartas à família em São Paulo, cartas longas. Em segundo lugar, 1968 foi o ano de uma importante e dolorosa perda: o falecimento de sua avó Sadame, que, há muito tempo, passava por problemas de saúde.

Mesmo com a saúde se debilitando, Sadame contou com o zelo e carinho de seu marido, Kazuto, que ficou ao seu lado até o fim. Ela foi atendida nos últimos anos pelo Dr. Frank Ogata, na tentativa de controlar a agressiva diabetes. Certo dia, porém, ao tentar se levantar da cama, Sadame sofrera uma queda, quebrando o fêmur. Internada, foi acometida por uma infecção hospitalar, que evoluiu para uma pneumonia.

Por outro lado, a amizade entre Luiz Carlos e Issamu se intensificara, apesar das diferenças. Os anos em São Paulo haviam tornado Hiro um jovem tipicamente metropolitano que usava roupas modernas e que deixara crescer um comportamento mais extrovertido, cunhado pelos papéis de liderança em suas empreitadas na capital. Já Issamu era o típico jovem do interior, mais acanhado e discreto.

Porém, apesar do jeito mais extrovertido, Luiz Carlos não se privou de se dedicar aos estudos. Afinal, cursar Medicina demanda muito esforço e, ele sabia, estava diante não apenas do seu sonho, mas de um projeto de vida que sua família batalhara para conquistar.

O calouro Hiro então criou uma rotina espartana. Saía a pé da Rua Paranaguá, cruzava a Avenida Higienópolis rumo às primeiras aulas de Anatomia, ainda no prédio da Faculdade de Odontologia. As aulas do curso de Medicina eram ministradas ali na Rua Pernambuco, na quadra onde está o Colégio Hugo Simas e o Colégio de Aplicação. Rapidamente, Luiz Carlos notou a necessidade de criar um grupo de estudos. Ao lado de Issamu (que, mesmo no início do curso, já se destacava pelo afinco e inteligência), ambos passaram a estudar juntos, sempre tendo em vista tirar nota máxima.

Logo, a dupla se tornaria um grupo, obviamente sob a liderança de Luiz Carlos. Entre os colegas do novo grupo de estudos estavam Massataca Kikuchi, Francisco Marquezine, José Eduardo Schietti, Francisco Ranieri, Farage Kouri, Severo Canziani e Marco Antônio Almeida (que mais tarde se tornaria pianista de carreira internacional e diretor do Festival de Música de Londrina), entre outros.

José Eduardo e Francisco já tinham namoradas, com as quais ficavam até as 22h, para, então, se dirigirem à casa dos avós de Luiz Carlos para a sessão de estudos, que varava a madrugada, enfurnados no quarto de Hiro que ficava no fundo da casa, separado dos avós.

Cada um, com seus diferentes perfis, compartilhava seus conhecimentos com os demais. Luiz Carlos tinha mais facilidade em Bioquímica, Histologia e Microbiologia. Já Issamu destacava-se em Anatomia.

O curso, com suas dificuldades, estava voltado a preparar médicos de alto nível. O corpo docente era formado por profissionais já consagrados em suas áreas, como Newton Freire Maia, o maior geneticista brasileiro; Flavio Fava de Moraes, professor de histologia, que mais tarde foi reitor da USP; o professor catedrático de Anatomia Lauro de Castro Beltrão; Samuel Barnsley Pessoa; Luiz Rey e Erney de Camargo, parasitologistas; João Batista Guerra (discípulo de Charles Edward Corbett, o maior farmacologista do Brasil); José Carlos Pareja; Nelson Morrone, pneumologista, Dr. Altair Jacob Mocelin, Dr. Lauro Brandina, Dr. José Eduardo Siqueira; entre outros mestres que Hiro aprendera a admirar.

Apesar dos estudos e do afinco em ser o melhor, Luiz Carlos novamente encontrou tempo para uma de suas paixões: o futebol. Assim como ocorrera em São Paulo, Hiro passou a dividir seu tempo entre aulas, estudos e, claro, o campo de futebol. Em pouco tempo na cidade, já tinha uma legião de amigos, alguns de faculdade. Concorrendo em uma gincana, foram vencedores e comemoram na churrascaria Campo Grande, evento que foi prestigiado pelo então prefeito, o médico Dalton Paranaguá.

De 1970 até 1973, Luiz Carlos Miguita participaria das equipes de futebol de Medicina. Disputou os jogos universitários e campeonatos citadinos de futebol de salão, enfrentando equipes excelentes que se consagraram numa época de grande efervescência da modalidade em Londrina, como os times Cacique, Monções, Grêmio, Canadá, Navio Negreiro, entre outras agremiações.

Seu espírito de liderança também havia voltado a aflorar na faculdade. Na época, o Centro Acadêmico era presidido por Zeca Schietti; mas, na área esportiva, quem coordenava, convidando treinadores e tomando outras providências, era Luiz Carlos.

Além do tradicional futebol e do futebol de salão, Luiz Carlos também se destacou na modalidade de Futebol Suíço[22], no campo de terra do Iate Clube, organizado por Vasco de Almeida Martins.

---

22. *Hoje conhecido por Futebol Society ou Futebol 7, jogado em campo reduzido de grama sintética com 7 jogadores de cada lado.*

CAPÍTULO 8

O coração e as voltas que o mundo dá

A faculdade não foi apenas uma época de descobrimento profissional e estudantil para Luiz Carlos. Aluno dedicado e de boas notas, Hiro ao mesmo tempo se destacava nas atividades extracurriculares.

Porém, a Faculdade de Medicina também lhe trouxe outras experiências, como o amor e a frustração – e, mais tarde, a comprovação de que o mundo dá voltas e nos entrega surpresas.

Em 1969, dois alunos do primeiro ano de Medicina, Dorival Gomes Pereira, que já conhecia Luiz Carlos de São Paulo, e Márcio de Maria Machado Ribeiro, o convidaram para dar aulas de botânica no Pré-Med, um curso pré-vestibular de propriedade dos dois, cujas aulas eram realizadas em salas do Edifício Tuparandi, na Rua Professor João Cândido.

Apesar de estar no segundo ano do curso, Miguita não hesitou em aceitar. Era uma ótima oportunidade de trabalhar, ganhar algum dinheiro e não depender de seu pai e sua mãe para se manter em Londrina.

Tudo transcorria bem com as aulas. O curso Pré-Med deslanchava e o número de alunos aumentava.

Em 1968 também foi um ano em que Luiz Carlos Miguita deu ouvidos à voz do coração. Desde os primeiros dias de aula de Medicina, uma moça muito bonita do segundo ano começou a lançar olhares para ele no intervalo das aulas. Um dia houve uma festa com todos os alunos de Medicina na casa de uma caloura, fizeram uma vaquinha, compraram salgadinhos e cerveja. No final da festa, aquela moça lhe perguntou se poderia levá-la para casa.

Ele respondeu que, obviamente, não tinha carro, mas, para sua surpresa, ela disse que não tinha problema. A pé, foram até a casa da moça, que se chamava Neide, que ficava na Rua Sergipe, perto do Motossima (antiga loja de bicicletas e eletrodomésticos), nas imediações da Vitamina e Pastelaria Sergipe.

Ela o convidou para entrar e conhecer os pais dela. Lá estavam o médico Dr. Francisco Toda e a senhora Aia Toda, parteira conhecida em Londrina. A mãe de Neide mostrou certa indiferença, mas o Dr. Toda, embora sério, sorriu e conversou com Luiz Carlos, que preferiu ficar sentado numa escada fora da casa.

Tempos depois, em uma palestra do Carlos Lacerda, um político importante que havia sido governador do Rio de Janeiro, Neide aproximou-se e perguntou se ele poderia guardar um lugar lá no Teatro Filadélfia, onde aconteceria a tal palestra.

A "Missão Cupido" ficou a cargo do avô de Miguita, Kazuto. Como era preciso chegar cedo, Kazuto-*san* ficou na porta do teatro, esperando abrir, e guardou os dois lugares.

Luiz Carlos e Neide sentaram-se lado a lado e, após a palestra, ela pediu que ele a levasse embora. Durante o percurso, porém, a moça questionou o jovem Miguita sobre suas pretensões. Encarando-o, perguntou-lhe se estavam ou não namorando.

Desconcertado, ele não sabia o que responder. Nunca uma moça havia sido tão direta. Em seus tempos de bailinho em São Paulo, dançar umas três ou quatro vezes já era praticamente um 'ficar'. Mas, de fato, aquela fala direta foi uma surpresa.

Enfim, ele disse que sim. Eles estavam namorando.

Então, aí, começaram os problemas. Por ser uma cidade pequena e basicamente formada por colonos, onde todos se conheciam de algum modo, alunos de fora eram vistos com desconfiança. Ou seja, havia grandes possibilidades de eles estarem interessados apenas em aventuras e acabariam por iludir e enganar as moças.

Um dia, Neide disse a Luiz Carlos que os pais não queriam que eles namorassem e que tinham que terminar. Contrariado, ele não queria, mas por fim decidiu aceitar o término sob uma condição: se rompessem, não haveria volta.

É justamente aí que o mundo mostra que é redondo e dá voltas.

Anos depois, o Dr. Francisco Toda, sofrendo de pancreatite avançada, que lhe causara um edema pulmonar, precisou de um cardiologista. Dr. Toda era paciente de Issamu, que também se tornara médico.

Dona Aia, esposa do Dr. Toda, foi taxativa ao afirmar que queria que o marido se tratasse com o Dr. Miguita, para espanto da ex-namorada.

Miguita foi chamado e atendeu o caso. Por esse motivo, dona Aia chegou a ir a sua casa, num momento em que ele já estava casado com sua esposa, Kessae (um assunto que trataremos logo adiante).

Numa dessas ocasiões, Aia teria confessado a Assako Hara, sogra de Luiz Carlos, que tinha inveja dela.

Após o falecimento do marido, Dr. Toda, Aia também teve problemas pulmonares, sendo atendida pelo Dr. Miguita. Nesse dia, ela lhe disse que a filha dela ainda gostava dele, mas ela e o marido tinham dado ouvidos às 'más línguas' e lhe pediu desculpas.

Miguita respondeu que estava tudo certo, que estava bem casado e que ela poderia ficar em paz. Em seguida, houve um incidente, dessa vez com o irmão da moça, que sofria de depressão.

Ela o chamou para ajudar devido ao laço de confiança criado entre as famílias.

Anos mais tarde, sua esposa, Kessae, precisou realizar uma cirurgia facial. Ela escolheu o Dr. Paulo Nishimura, excelente cirurgião plástico em São Paulo, casado com a Dra. Neide Toda Nishimura. Depois, Kessae recebeu o casal em casa para um jantar. Era um ciclo que se fechava, com coincidências que o destino abre e entrelaça.

CAPÍTULO 9

De Capital do Café para "Capital da Medicina"?

O curso Pré-Med começou a apresentar problemas de pagamento dos professores. Então, Miguita se viu novamente diante de um novo desafio. Algo precisava ser feito.

O primeiro passo foi procurar advogados. O segundo, contudo, foi mais ousado. Inconformados com o calote sofrido e com o campo promissor de ensino, os professores do Pré-Med, Alderi Ferraresi, Alfio Martelitti, Arnaldo Calixto, Armando Jairo Martins, Eduardo Inada, Fahd Haddad, Gilberto Tenório de Brito, Jamil Hatti, Luiz Carlos Miguita, Miguel Nadin Zidan Neto, Walter Zoriki, Water Okano e Wilson Marvulle decidiram se reunir e criar um curso pré-vestibular deles próprios.

A fama que a Faculdade de Medicina de Londrina ganhava fazia com que o curso começasse a ser muito procurado, criando oportunidades para ajudar na formação de novos estudantes.

O novo Curso Universitário passou a funcionar na Rua Sergipe, 725, em cima da loja Decorações Bertin e em frente à Rodoviária, hoje Museu de Arte de Londrina.

Foi preciso investir e comprar carteiras da marca Móveis Cimo e, para isso, foi importante a colaboração do senhor Carlos Klamas e do senhor Antônio Rodrigues, gerente do Unibanco, que fez o empréstimo para viabilizar a instituição de ensino que começava.

Não tardou para que cerca de 80% dos antigos alunos do Pré-Med se matriculassem no Curso Universitário.

Miguita e Eduardo Inada saíam pelas cidades próximas, até Jandaia do Sul, afixando cartazes divulgando o curso. Os jornalistas Cleto de Assis e Juarez Soares, do *Jornal Panorama*, criaram uma propaganda que ficou famosa na cidade. Na página do jornal estampava-se a frase de efeito: "Abaixo o Vestibular (mal feito)", promovendo o Curso Universitário.

Com o tempo, o curso, que a princípio era preparatório para a área de Medicina, passou a incluir preparatório para as áreas de Humanas e Exatas. Foi preciso alugar mais um andar do prédio e abrir mais salas de aulas, pois o curso chegou a contar com cerca de 2 mil alunos, em diferentes turnos. As turmas chegaram a ter cem alunos e alguns professores precisavam usar microfone nas aulas.

Luiz Carlos Miguita, ao lado de tantos outros, começou a protagonizar um tipo de associação da cidade de Londrina com a Medicina. De "Capital Mundial do Café", a cidade, fruto de seu desenvolvimento, caminhava para se tornar polo estudantil, especialmente devido ao curso de Medicina e ao movimento dos estudantes médicos.

Na verdade, 1969 foi um ano bastante agitado para a Faculdade e seus alunos. Além do Pré-Med e da criação do Curso Universitário, uma mudança importante aconteceu na estrutura do curso, quando as disciplinas de Parasitologia, Fisiologia, Microbiologia e Farmacologia foram transferidas para o "Perobal", o atual campus da então denominada Fundação Universidade Estadual de Londrina, e bem mais distante do então centro da cidade, acessado pela Rua Maringá, uma região com vários espaços de terra que, em períodos de tempo ruim, formavam lama ou muita poeira, dificultando bastante a chegada ao prédio.

Com o tempo, foi instalada uma linha de ônibus da Viação Urbana Londrinense direta para o campus, com horários de ida às 7h, 7h30min, 8h e 8h30min, e, de volta, às 11h, 11h30min, 12h e 12h30. Todavia, como normalmente as aulas estendiam esse horário, os alunos tinham que voltar a pé pelo terreno ruim.

A solução foi minimamente curiosa, para não dizer inusitada. Um grupo formado por Miguita e os colegas Ranieri, Marquezine, José Antônio Quinta e Zequinha Schietti ratearam para a compra de um jipe Willys branco modelo anos 1950, antigo, de modo que pudesse atravessar o caminho ruim até o campus.

Após as aulas no "Perobal", havia tempo para um banho rápido e seguir para a Santa Casa, onde estavam sendo implantadas as cadeiras voltadas à Medicina Clínica e Prática. Curioso que, inicialmente, as aulas eram dadas em um sótão desse hospital.

No final de 1969, outra importante mudança estava por vir: o avô de Miguita, Kazuto, mudou-se com a família para São Paulo e Luiz Carlos Miguita decidiu ir morar numa república de estudantes para facilitar a ida à faculdade. A república em questão tinha o nome de Cuíca e ficava em um apartamento, número 404, do Edifício União, na Av. Paraná[23]. Ali residiam Armando Jairo Silva Martins, Eduardo Inada, Elson Noris, Koitiro Watanabe, Olavo Bilac Pereira, Walter Zoriki.

Miguita, último a chegar, em 1970, passou a dormir na sala.

Local de estudos e, também, como é de se esperar de um grupo de jovens, diversão, a Cuíca marcou esses estudantes ao longo do curso, até 1973. Um dos episódios mais marcantes foi, sem dúvidas, a final da Copa do Mundo de 1970 entre Brasil e Itália, vencida pelos brasileiros por 4 a 1. E a comemoração? Sem muito o que cozinhar, Miguita e o colega Eduardo Inada improvisaram ovos mexidos, acelga e, para acompanhar, o resto do conteúdo de um uísque Royal Label.

Era uma época de prosperidade para o Brasil, com o rompimento de alguns padrões de comportamento antigos, movimento *hippie*, MPB e forte industrialização. As ruas eram tomadas por fuscas de todas as cores, o carro popular mais vendido na época.

Para Luiz Carlos Miguita, o período também foi de intensas e importantes mudanças. Aluno e professor de cursinho, em uma nova residência e, ainda, com o coração aberto a um novo amor – um amor que o acompanharia pela vida toda.

---

23. *Atualmente, no local fica o Calçadão de Londrina.*

CAPÍTULO 10

Menina, namorada, companheira, esposa

Quando ainda estava no Pré-Med, Luiz Carlos Miguita conheceu a moça chamada Kessae Hara. A garota, de 19 anos, chamou a atenção de Hiro já no primeiro dia, mas o contato entre ambos só aconteceria nas aulas da faculdade.

Seu primo Zeca, ou José Carlos Mori, estudava na mesma sala de Kessae. Ambos eram mais novos do que Miguita, que tinha 23 anos na época. Foi Zeca o primeiro a contar a Hiro que Kessae era conhecida do avô, Kazuto-*san*, o qual conhecia não apenas a garota, como sua família.

Quando parte das aulas mudou-se para o "Perobal", o interesse de Miguita por Kessae continuou. A moça vistosa, bonita e sempre bem-vestida não saía das lembranças do jovem estudante de Medicina.

Contudo, mesmo comunicativo e com um espírito nato de liderança, Luiz Carlos não se aproximou da menina. Foi apenas em um baile da União dos Gakusseis de Londrina (UGL), cujo diretor social era Eduardo Inada, que foi realizado na antiga sede da ACEL, na Rua Guaporé, ao lado da Rua Araguaia, que Miguita conversou pela primeira vez com Kessae.

Do baile, Kessae e Miguita foram para a Praça da Igreja Vila Nova[24], onde namoraram por horas.

O primo José Carlos Mori, o Zeca, que era aluno da mesma turma de Medicina da Kessae, um dia veio com a conversa de que o avô Kazuto Mori conhecia a família dela. O avô dizia: "Eu conheço essa menina que o Hiro está namorando", conta o Dr. Miguita. Eles foram céticos e não levaram a sério as palavras do avô. Será que Mori teria colhido alguma informação a respeito da jovem universitária? Como ele poderia conhecê-la? Com o ceticismo, ninguém deu muita atenção e a história seguiu, por ora, sem resolução.

Foi o início de um relacionamento que perdura até hoje. A data é, claro, inesquecível: 22 de agosto de 1970.

Enquanto o relacionamento entre eles se estreitava, a vida universitária de Miguita seguia agitada. Em 1971, ele saiu da República Cuíca e foi morar com o primo Zeca – no Edifício Santa Maria, na Avenida Rio de Janeiro, 1422. No outro prédio, no mesmo terreno, ficava o Edifício Santa Cecília, onde residia Kessae Hara.

Mas, apesar de todo agito, o passo mais importante de Miguita nessa época talvez não tenha sido dado na Faculdade de Medicina, mas, sim, diante do Juiz de Paz em 14 de abril de 1972.

---

24. *Atual Santuário de Nossa Senhora Aparecida.*

A cerimônia aconteceu na casa do novo casal, localizada na Rua Espírito Santo, 1059.

O casamento civil teve como padrinho Arnaldo Antônio Calixto, diretor da sociedade de proprietários do Curso Universitário e também acadêmico de Medicina. Entre os convidados estavam a família Takeuchi, os colegas de Medicina e os de cursinho. Na festa, um churrasco de carneiro comprado do Sr. Luiz Darol Neto, dono da Churrascaria Gaúcha.

No dia 22 de abril, sábado seguinte, o casal foi a São Paulo celebrar com as famílias Miguita e Hara, na Associação Esportiva Cidade Vargas, com a presença de aproximadamente 150 pessoas, entre parentes e amigos das famílias. Apesar do número, foi uma festa simples, mas cercada de pessoas amadas e alegria.

Sem pestanejar, Luiz Carlos Miguita confessou que, em Kessae, encontrou 90% de seu complemento como pessoa, sendo sempre objeto de sua admiração e companheira para seguir ao seu lado pelo restante da vida.

Entre todos que, naquele momento, compartilhavam da felicidade do casal, possivelmente o mais feliz era Kazuto-*san*, avô materno de Miguita. Aliás, desde o momento em que recebeu a notícia de que o neto estava namorando Kessae, Kazuto-*san* animou-se bastante. A explicação era quase mágica, daquele tipo de circunstância que nos leva a pensar que não há coincidências.

Acontece que a mãe de Kessae, Assako, era a mesma criança que, em sua vinda ao Brasil, Kazuto teve em seu colo, ainda bebê.

Como já dito, Kazuto Iikawa (seu nome de batismo) veio ao Brasil com a irmã Chiyo, casada com Tsuyoshi Tomita. Quando conheceu Sadame, adotou o sobrenome Mori, pertencente à família da esposa. Acontece que Assako era filha de Tsuyoshi e Chiyo, portanto sobrinha de Kazuto.

Naquele momento, em que as famílias Miguita e Hara se uniam, Kazuto reencontrava a sobrinha, mãe de Kessae, que já usava o sobrenome Hara.

Certa feita, quando Luiz Carlos foi a Cafelândia visitar a sogra, convidou o avô Kazuto para ir junto. Este prontamente aceitou e, conforme lembra Miguita, não dormiu ao longo de toda a viagem de ônibus. Miguita não se recorda de já ter visto o avô tão feliz! Foram horas de conversa com Assako, sua sobrinha, provavelmente relembrando antepassados e celebrando o reencontro.

Todos haviam se reencontrado naquele dia feliz. Era como se a viagem em que atravessaram os três oceanos adquirisse um significado maior. Parecia que o destino havia marcado para 1972 o encontro de Luiz Carlos e Kessae e eles retomassem o fio de uma história. Todos estavam no lugar certo e na hora certa. Coincidências existem ou não existem? Quem pode saber?

Mas haveria dificuldades na vida do jovem casal.

Naquele ano de 1972, Miguita estava cursando o quinto ano e Kessae o terceiro ano de Medicina quando ela engravidou. Apesar de a gravidez ter sido tranquila, o parto foi difícil e causou uma infecção na incisão da cesariana.

Em 6 de maio de 1972, nasceu assim o primeiro filho do casal, Luiz Carlos Miguita Júnior. Mas Kessae ficou internada na Santa Casa ao longo de quatro semanas. Em seus primeiros dias, o jovem Luiz Carlos foi praticamente cuidado pela Irmã Assunta, chefe do berçário. O Dr. Schaffer, pediatra que acompanhou Kessae e o filho, também foi uma figura importante nesse período.

Após receber alta, Kessae retornou às aulas de Medicina. A Dra. Joseline Passos e o Dr. Baldy fizeram a recuperação das matérias que ela havia perdido. Como era uma boa aluna, Kessae acabou recuperando o tempo perdido e foi aprovada.

Mesmo recuperada, a jovem família precisava de ajuda. A vida com o filho era permeada pelos estudos e o trabalho de Miguita no cursinho. A mãe de Kessae, dona Assako Hara, veio de Cafelândia para ajudar o casal. Ela ficaria morando em Londrina por três décadas, de 1972 até 2005, com a família Miguita, tendo importância inegável na história da família. Nesse período, dona Ceetuco, mãe do Dr. Miguita, não deixou faltar nada. Trazia de sabonetes a fraldas da sua farmácia, pequenas coisas que o filho precisava no dia a dia e que eram muito necessárias. Miguita enaltece e reconhece o esforço de sua mãe, além de sempre agradecer por ter tido uma mãe como dona Ceetuco e uma sogra como a dona Assako.

Onze meses depois do nascimento de Júnior, o casal Miguita teve mais um menino. No dia 20 de março de 1973, nascia Marco César Miguita, no Hospital da Santa Casa, que ficava na rua Espírito Santo. O parto foi feito pelo Dr. José Luiz de Oliveira Camargo e Dr. Mario Iria, anestesista.

Por ter o mesmo nome que seu pai, quando era atleta de natação da ACEL, Luiz Carlos Miguita Júnior era chamado de "Miguitinha". O filho comenta que: "realmente não me incomoda chamar Luiz Carlos. Tenho orgulho do meu pai e fico feliz.", diz com alegria.

O Dr. Miguita costuma reconhecer e enaltecer a afetividade e orientação que seus filhos tiveram, sobretudo de Kessae. "Eles cresciam e eu, no meu egoísmo de só trabalhar e jogar futebol, poderia estar mais presente, coisa que lamento até hoje. Por isso, quem ajudou na boa formação de meus filhos foi a Kessae. Se eles são o que são hoje, grande parcela disso pertence a ela. E isso serve de conselho às pessoas. Quando se casa, não se pode pensar só em si mesmo, na profissão, nos desejos e no lazer. O cuidado não é só material. E é por isso que hoje as pessoas casam e descasam frequentemente. Kessae é perfeita por sua sensibilidade profunda, por tratar bem a todos, coisas que transmitiu por seus genes a seus filhos e netos."

Entre 1974 e 1975, também chegam as babás para integrar a família, Rosângela e Célia. Aliás, a Célia (ou Célia Aparecida Euzébio dos Santos) continua trabalhando com os Miguita até os dias de hoje!

Tanto a família Miguita como Célia marcaram as vidas um do outro; desde o início do trabalho na casa de Kessae e Luiz Carlos até hoje, foram dias de luta, de carinho e muito trabalho. Júnior, o primogênito, ainda usava fraldas e o segundo filho do casal, Marco, nem andava ainda. Apesar de ter ficado um tempo afastada (cerca de cinco meses) quando sua filha nasceu, Célia logo retornou ao lar dos Miguita.

Ela se recorda de que a primeira casa do Dr. Miguita e da Kessae era pequenininha, na Rua Espírito Santo, perto da Cohab. Depois, a família foi para o Edifício Maria Cecília, na Avenida Rio de Janeiro. Dali, foram para a primeira casa na Rua Lima, no Parque Guanabara. Depois construíram a segunda casa, na Rua Santiago, também no Guanabara. E de lá vieram para a casa do Royal Golf.

Quando se mudaram para o Guanabara, em 1978, Kessae e ela estavam grávidas. Ambas as filhas se chamariam Fernanda – com a diferença de dois dias.

Fernanda trouxe a alegria de ser a menina do casal, que até então só tinha meninos. Mas, antes de completar dois anos de idade, o casal de médicos Kessae e Luiz Carlos passou por uma inesperada aflição por causa da saúde de sua pequena filha. Ao final, Fernanda superaria tudo e se tornaria uma criança muito bela e saudável.

A emergência ocorreu quando Fernanda tinha cerca de um ano e meio de idade, pois ela contraiu uma séria enfermidade. Dr. Miguita tinha combinado ir ao estádio assistir futebol; mas, quando chegou em casa, a Dra. Kessae lhe disse que Fernanda estava com febre. Diante disso, o Dr. Miguita disse que não iria ao estádio. Entretanto, os meninos queriam muito ir ver o jogo. A Dra. Kessae então falou que Miguita fosse e levasse os garotos. Já no estádio, nos primeiros minutos do jogo, um chamado ecoa no alto-falante: "Dr. Miguita, compareça urgente na cabine da Rádio Paiquerê". Era a Dra. Kessae ao telefone dizendo que Fernanda estava muito mal, com septicemia (infecção generalizada grave do organismo) e que não saberia dizer se a criança sobreviveria. Todos foram correndo para a Santa Casa. Quando Miguita chegou lá, a Kessae, que é pediatra, estava com a Fernanda no colo e, passando a mão na cabecinha dela, sentiu a expansão da moleira. E disse: 'É meningite'". A Dra. Eliana Wanderley, neuropediatra, a quem a família Miguita deve a vida de Fernanda, começou a tratá-la. Essa médica gostava muito da Dra. Kessae, a quem chamava carinhosamente de "Miguitinha". Com o seu tratamento, Fernanda foi progressivamente melhorando.

Como a família aumentou, Luiz Carlos não hesitou em aceitar o convite da Sra. Zoraide Del Molin, que era diretora do Colégio Olavo Bilac, de Ibiporã, para lecionar nos segundo e terceiro anos do colegial. Seu colega Sergio Zampieri também foi convidado.

Miguita ministrou aulas de Biologia e, como parte de seu esforço de dedicação como professor, conquistou uma marca importante: naquele ano, houve recorde de aprovação dos alunos do colégio na UEL. Foram dez alunos aprovados em Medicina, Odontologia e Engenharia.

CAPÍTULO 11

Nasce o médico cardiologista

Em 1971, a estrutura do curso de Medicina da UEL seguia mudando, acompanhando o crescimento da cidade. Naquele ano, o curso médico passou a ser utilizado no prédio do Hospital Evangélico, localizado na esquina da Rua Pernambuco com a Rua Alagoas, funcionando com a capacidade para 100 leitos. Aí passou a ser o Hospital Universitário.

Também havia aulas ministradas no sanatório Noel Nutels, que hoje é o atual Hospital Universitário.

Para o casal Miguita, o Hospital Universitário funcionando no prédio do antigo Hospital Evangélico (localizado na esquina da Rua Pernambuco com Alagoas) ficou bem próximo a sua casa.

E foi nesse contexto que, no final de 1973, Luiz Carlos Miguita formou-se médico, escolheu se especializar em Cardiologia, área que se apaixonara ainda no terceiro ano, o que o fez mudar de ideia, abandonar a opção de se especializar em Nefrologia e se tornar cardiologista.

Na ocasião, a segunda turma de Medicina, orientada pelo Dr. Mocelin, interveio no tratamento de um paciente que sofria dos rins. Esse paciente era o pai do Dr. Issamu Onishi. Foi realizada uma diálise peritoneal, uma técnica que busca suprir as falhas da função renal.

O procedimento no pai do Dr. Issamu durou 72 horas devido à complexidade do processo de diálise, pois, em 1970, ainda não havia a tecnologia atual de hemodiálise.

Depois desse paciente, foi a vez de tratar o caso de um senhor que havia sofrido uma picada de cobra e teve sua atividade renal paralisada por causa do veneno. Foi feita a diálise com êxito e o paciente saiu vivo do grave acidente.

Miguita apaixonou-se pela Nefrologia naquele momento, porém uma mudança inesperada ocorreu. O Dr. Mocelin foi para os Estados Unidos a estudo. Sem o mestre, ele teve que escolher outra área: a Cardiologia, muito por influência do Dr. José Eduardo Siqueira, um jovem que, além da excelência dos conhecimentos em Cardiologia, não impunha a hierarquia de professor sobre o aluno, o tratava de igual para igual.

Encantado pelo professor e pela área, a decisão de Miguita estava tomada. Ele ajudaria seus pacientes a cuidarem desse importante órgão atribuído não apenas à vida, mas ao amor, ao carinho, aos sentimentos e afeto.

A partir das aulas do Dr. José Eduardo Siqueira, Miguita passou a se dedicar com afinco, estudando Cardiologia com muita assiduidade. Leu três vezes o livro de eletrocardiografia de João Tranchesi e também analisava todos os eletrocardiogramas do antigo HU[25].

Os plantonistas médicos vinham trazer eletrocardiogramas para que Miguita conferisse de madrugada. No sexto ano de curso, no final de 1973, ele foi convidado pelo Dr. Siqueira para fazer estágio na Santa Casa e no consultório do Instituto de Cardiologia de Londrina, do qual se tornaria sócio tempos depois.

Além do entusiasmo e afinco do pupilo, Dr. Siqueira também aprendera a admirar o ser humano Luiz Carlos Miguita, sua empatia e capacidade de acolhimento do outro, capacidades que julgava essenciais para o exercício da Medicina em qualquer área.

Luiz Carlos Miguita também iniciou seus estágios na Santa Casa e no Instituto de Cardiologia de Londrina. Foi a época de seu primeiro salário como médico, o qual, sem qualquer hesitação, entregou ao pai, que recusou. Ele sabia que devia à família o suporte para os estudos e desejava retribuir. Diante da negativa do pai, que estava feliz pela conquista do filho, Miguita usou o dinheiro para quitar o curso de Medicina de Kessae.

---

25. *Hospital Universitário.*

CAPÍTULO 12

1972: ano do surto de meningite

Em 1972, o Brasil passava pelo maior surto de meningite de sua história. Ainda que, inicialmente, as autoridades tivessem tentado esconder tais dados, foi inevitável que o pânico se instalasse quando os casos começaram a aumentar, sobretudo no estado de São Paulo.

Desde 1971, uma doença misteriosa estava matando bebês no Rio de Janeiro. Mas, sob censura à mídia, o assunto foi abafado. Em São Paulo, a epidemia começou em Santo Amaro, causando 2500 mortes na capital paulista em 1972.

Mesmo com a incidência de casos saltando a cada ano, e com mortalidade oscilando de 12% a 14% dos doentes, o regime militar escondia os números da população e negava a existência de epidemia. Com a desinformação generalizada, nem mesmo os médicos sabiam como agir.

Dr. Miguita esteve na linha de frente nessa luta. Perto da fronteira com São Paulo, no norte do Paraná, a doença também assombrava Londrina.

De fato, estudos sobre a doença já estavam sendo conduzidos na cidade desde 1965, e perduraram até 1975. A fase de epidemia teria começado em 1972. Coincidentemente, os estudos – até mesmo os mais recentes – mostraram a ausência de ocorrências em descendentes de japoneses. Na época, os pacientes e os estudos estavam concentrados no Hospital Universitário, responsável pela maioria dos atendimentos.

Durante os anos de 1965 a 1972 foram registrados no município de Londrina 174 casos de meningite meningocócica, correspondendo à morbidade endêmica de 10,03 casos por 100.000 habitantes. Nesse período, foram relacionados à mesma doença 77 óbitos, o que correspondeu à mortalidade média de 4,44 óbitos por 100.000 habitantes, como foi mostrado no estudo da mortalidade e letalidade 15.

Nos anos epidêmicos de 1972 a 1975 foram notificados 708 casos da doença, elevando-se a taxa de morbidade média para 84,79 no período 14. Neste, o número de óbitos atestados passou para 117, correspondendo ao índice de 14,01 óbitos por 100.000 habitantes.[26]

Dr. Miguita ficou responsável por todos os eletrocardiogramas dos pacientes que davam entrada no hospital, experiência que, posteriormente, resultou em um artigo publicado em re-

---

26. MARZOCHI, K.B.F.; CAMILLO-COURA, L.; MARZOCHI, M.C.A.; TORNERO, M.T.T.; CHIYOSHI, F. Aspectos epidemiológicos da doença meningocócica. I Estudo da morbidade em períodos não epidêmico e epidêmico, no município de Londrina, Paraná, Brasil (1965-1975). Rev. bras. Malar., **33**:1-30, 1981.

vista médica sobre alterações eletrocardiográficas em pacientes de meningite. Participaram também os doutores José Eduardo Siqueira e José Luís da Silveira Baldy.

Além do estágio em Londrina, Dr. Miguita também passou a estagiar em São Paulo, no pronto-atendimento da clínica Neurocordis, uma das principais da capital paulista, sob orientação do Dr. Fábio Sândoli de Brito, onde teve um grande aprendizado em eletrocardiograma no sistema Holter, que realizava a gravação das batidas cardíacas por 24 horas.

Esse exame possibilitava a descoberta de muitas arritmias cardíacas que não eram perceptíveis no coração dos pacientes e passavam por assintomáticas.

Concomitantemente ao Neurocordis, o Dr. Miguita estagiou no Hospital do Servidor Público de São Paulo, atendendo emergências cardíacas em UTI, sob a orientação do Dr. João Pimenta. Uma formação importante, porque em Londrina ele havia tido escasso contato com essa prática.

Além disso, como parte de sua atuação em seu primeiro ano como Médico em 1972, no intuito de complementar a sua renda mensal, Miguita foi trabalhar na especialidade de Cardiologia no antigo Instituto Nacional de Previdência Social (INPS), como substituto de médicos que saíam de férias.

Foi um período agitado, sacrificante, mas também de gran des ganhos de experiência profissional e de renda.

No ano seguinte, 1973, o país ainda se recuperava da epidemia de meningite e, apesar do pavor ter diminuído, a doença ficou permanentemente marcada no imaginário do país.

Nesse ano, Dr. Miguita prestou concurso do Ministério da Saúde para preenchimentos de vagas no INPS. Foi aprovado como médico efetivo e passou a atender o público, que era volumoso e formava filas.

No ambulatório do INPS, foi colega de grandes médicos, como o Dr. Caoru Itow, Dr. Felipo Libbos, Dr. Benedito Pimenta, Dr. Walter Bittar, Dr. Adhemar Oliveira Silva, Dr. Denison Noronha Freire, Dr. Francisco Parra, Dr. Antônio Carlos Pazinato, entre outros.

CAPÍTULO 13

Atendimento clínico e renome como cardiologista

Na segunda metade da década de 1970, Londrina caminhava a passos largos para se tornar um importante polo médico em várias especialidades, entre elas a Cardiologia. Em 1976, o Dr. Francisco Gregori Júnior, discípulo do Dr. Zerbini, pioneiro da cirurgia cardíaca, se estabeleceu na cidade, auxiliando muito no desenvolvimento da Cardiologia e das cirurgias cardíacas na região. Ele chegu ao município para trabalhar com o Dr. Ronald Peixoto, especialista em cirurgias cardíacas congênitas, no Hospital Evangélico. O Dr. Ronald e o Dr. Gregori estabeleceriam uma parceria com a equipe do Dr. José Mario dos Reis, Dr. João Carlos Thomson, Dr. Luiz Carlos Coelho Neto Jeolás, Dr. Antônio Carlos Pazinato e o Dr. Adolfo Mansano, que atuavam na Santa Casa.

O Dr. Gregori, em colaboração com os doutores José Mario, Pazinato e Mansano, fundaram o serviço de cirurgia cardíaca da Santa Casa, iniciativa que se provaria exitosa.

No mesmo ano, o jovem cardiologista Dr. Luiz Carlos Miguita deu um passo importante em sua carreira: a de ter seu próprio consultório.

Em sociedade com o mentor e amigo Dr. Siqueira, do qual também eram sócios o Dr. Luís Ernâni Caffaro Góis e seu pai, Dr. Adolfo Barbosa Góis, ele começou os atendimentos particulares em clínica.

O instituto ficava na Rua Souza Naves, 664, próximo à Santa Casa, e ele ganhava um percentual sobre o ganho total da clínica. Havia uma área de atendimento ao INPS e outra para atendimento particular, e a estrutura era boa, com um aparelho de radioscopia em que se observavam o pulmão e o coração, mas sem bater chapa. Era necessário usar avental devido à radiação. Mas não havia ainda aparelho para o teste ergométrico, só bicicleta ergométrica conjugada ao aparelho de eletrocardiograma. Então, o paciente precisava se deslocar até a Santa Casa para realizar este exame, o teste de bicicleta ergométrica, substituindo o teste de escada. O teste em esteira veio alguns anos depois.

Em 1978, dois anos após iniciar o trabalho em clínica, Dr. Miguita prestou exame na cidade de Belo Horizonte e recebeu o título de Especialista em Cardiologia, emitido pela Sociedade Brasileira de Cardiologia. Para que o título fosse concedido, além da prova, era obrigatório que o postulante à especialista contasse cinco anos de formado. Assim, ele estava habilitado ao exercício da especialidade pela qual se apaixonara e que, nos anos seguintes, lhe daria renome por sua expertise.

Nesse mesmo ano, a alegria foi dividida com uma tristeza: o falecimento de seu avô materno, Kazuto, sem dúvidas, um importante apoio durante seu processo de mudança para Londrina.

Mesmo como médico, Dr. Miguita assistiu ao avô adoecer e falecer, o que provavelmente lhe deixou uma dolorosa, mas valiosa, lição: a vida é um dom, mas não é possível salvar a todos quando a hora chega, por mais que os amemos.

Kazuto-*san* também sofria de diabetes, mas, ao contrário da esposa, Sadame, nele a doença surgira de modo mais brando. Em 1978, foi diagnosticado com uma doença coronariana. Curiosamente, seu último check-up foi feito pelo Dr. Miguita; ele fora a Londrina para se consultar com seu médico, Dr. Zé Eduardo, e para visitar o neto e Kessae, por quem tinha enorme apreço, mas Dr. Miguita percebeu que a saúde do coração do avô tinha agravado.

Ainda assim, Kazuto-*san* não perdeu o ânimo. Pediu a Kessae que lhe comprasse ricota, queijo, que ele adorava, e, depois de Londrina, visitou os filhos em Goioerê. Foi sua última viagem, possivelmente uma forma serena de se despedir de quem amava.

Ele, que tinha o hábito de levantar-se cedo, certo dia não acordou. Morrera na cama, dormindo.

Apesar da dor de perder o avô querido que o acolhera, Dr. Miguita seguia crescendo profissionalmente, dando novos passos profissionais, e, com eles, novas obrigações, envolvendo uma rotina puxada. Até hoje, mesmo depois de tantos anos, ele acorda às quatro e meia, cinco da manhã.

Naquela época, às seis horas, Dr. Miguita já estava na Santa Casa visitando os internados; às sete horas atendia no ambulatório do INPS; às dez horas dava consulta aos pacientes convênios, particulares e encaminhados pela demanda do posto do INPS. Atendia entre 50 e 60 pessoas, diariamente. Realizava atendimentos a chamadas, inúmeras vezes interrompendo o almoço, e ainda era plantonista 24 horas, a distância, atendendo pacientes do INPS nos prontos-socorros hospitalares.

Dr. Miguita ainda era assistente de Cardiologia de hospitais de Londrina como São Leopoldo, Hospital Dr. Dicesar Buquera, Hospital Modelo (que ficava na Rua Belo Horizonte). Duas ou três vezes por semana, atendia chamados em Cambé, no Hospital São Lucas. Atendia também em Ibiporã, no Hospital Santa Terezinha e Santa Casa de Ibiporã. Como de costume, levava seu aparelho de eletrocardiograma e com ele realizava as consultas. À noite, fazia visitas e prescrevia para os pacientes do dia seguinte.

Essa rotina intensa era repleta de bons momentos quando conseguia salvar a vida de um paciente, mas também havia percalços. A perda de um paciente nunca foi vista como algo "natural" pelo doutor, que se recorda de alguns episódios de impacto quando era um jovem médico.

Dedicado, foram várias as vezes em que, em suas rondas, monitorando o status dos pacientes, descobriu problemas graves e os resolveu a tempo.

Uma dessas ocasiões envolveu o Dr. Mauro Viotto, advogado que estava internado no quarto 1 da Santa Casa. Dr. Miguita iniciava seu turno – era precisamente quatro e meia da manhã – quando, ao passar pelo quarto do Dr. Viotto, o viu caído no chão. O cateter da veia subclávia havia se separado e tinha uma poça de sangue ao lado. A acompanhante, sua esposa, tomara comprimidos para dormir e o Dr. Viotto não tinha acesso à campainha.

Ele permaneceu assim por cerca de trinta minutos no chão. Agindo rápido, Dr. Miguita recolocou o cateter na posição e o acomodou novamente na cama. Novos exames foram pedidos com urgência, mas, naquele instante, o coração do jovem cardiologista estava aliviado. Ele tinha salvado mais uma vida, algo que sempre lhe fora importante.

Noutra feita, na enfermaria da Santa Casa, encontrou o Sr. Gameiro, que usava um marca-passo provisório instalado através de veia jugular. Ele levantou da cama e se queixou de tontura e, ao se sentar, foi desmaiando, pois o cabo do marca-passo havia escapado. Com agilidade, Dr. Miguita literalmente voou sobre a cama, o segurou e colocou deitado. Em seguida, arrumou o cateter e ele voltou à posição normal. Outra vida foi salva.

Em um terceiro episódio, em uma de suas rondas noturnas, ele encontrou um paciente que estava com infarto do miocárdio e em tratamento com outro cardiologista. Como estava próximo, Dr. Miguita agiu rápido e conseguiu salvar o paciente de uma parada cardíaca por arritmia.

Outra história interessante é a de Zeferino Pasquini, grande futebolista, ex-goleiro do Londrina Esporte Clube. Ele se queixava de crises de falta de ar constantes e dor no peito, amortecimento das extremidades e sensação de morte iminente. Era uma crise de pânico. Várias vezes por mês, ele vinha ao consultório e Dr. Miguita o acalmava, dizendo que isso não era nada, e ele ia embora tranquilo. Certa vez, ele teve novamente a crise e veio ao consultório, mas o doutor estava numa audiência trabalhista. Um residente o atendeu e, achando que era mais uma crise de pânico, mandou o Zeferino Pasquini para casa. Passadas duas horas, Zeferino ligou para Dr. Miguita afirmado que a dor persistia, que seu corpo estava gelado e que sentia falta de ar. O médico pediu que Zeferino voltasse ao consultório e, quando retornou, finalmente o atendeu. Após a avaliação, foi constatado o pior: era um infarto agudo.

Ele foi submetido à cirurgia com angioplastia. Como estava tomando antidepressivos regularmente, ele deixou de ter as crises de ansiedade.

Dr. Miguita teve uma história marcante ao atender um paciente em julho de 1977. "Fazia um frio intenso, quando, de madrugada, o telefone tocou. Era o recepcionista do Hotel Bourbon pedindo que eu fosse até lá para atender um hóspede chamado Pascoal. Ele estava com falta de ar, palidez e suando frio. De pronto desloquei-me até lá. De fato, o paciente estava muito ruim, apresentando pré-edema pulmonar. Falou que era cardíaco e que de viagem para Londrina tinha esquecido de tomar os seus remédios. Imediatamente o mediquei com diurético, Aminofilina e oxigênio que estava disponível no hotel. Após algumas horas, o paciente começou a melhorar e a pressão arterial e a falta de ar desaparecendo.

Pedi que fosse ao meu consultório na Souza Naves. Às onze horas, o senhor Pascoal chegou dizendo que estava curado e respirando bem. Após examiná-lo, constatei que o quadro cardiológico tinha regredido e fiz a receita de medicação de uso contínuo. Ao ler sua ficha, vi que se tratava do senhor Paschoal Carlos Magno, ator, teatrólogo, poeta e diplomata, um ícone do teatro brasileiro. Disse a ele que não iria cobrar nada pelo atendimento e que estava muito feliz por ter atendido uma renomada pessoa como ele. Insistiu muito em pagar, porém, diante dessa situação, pedi que fizesse o cheque em nome de Deus. Sem titubear, ele sorriu e disse: Entendi... Que Deus lhe pague. Algumas semanas depois li um artigo no jornal O Globo do Rio de Janeiro. Nele, o senhor Paschoal escreveu que tinha passado mal em Londrina, que fora atendido por um jovem cardiologista e, quando foi pagar, o doutor pediu que fizesse cheque nominal a Deus; e que esse tinha sido o mais afetuoso bordão de Deus lhe pague".

Histórias como essas se acumulariam às dezenas ao longo da vida médica do doutor – talvez, sejam relatos comuns a qualquer outro médico –, mas o que diferencia o Dr. Miguita é que, para ele, esses momentos, episódios em que vidas foram salvas, são inesquecíveis. Cada vida é única, e o paciente, como alguém que sofre, merece atenção e consideração.

Para suportar tal dinâmica, Dr. Miguita criou um lema para si. Segundo ele, o trabalho não mata; o mais importante é manter a alegria e bom humor diante daquilo que se propõe a fazer, se sentir valorizado pelo seu trabalho. Outro fator muito importante foi escutar as palavras de gratidão dos pacientes – tanto de casos simples como graves.

O crescimento da especialidade na cidade e o desenvolvimento profissional do Dr. Miguita fez com que seus caminhos se cruzassem com os do Dr. Gregori, do qual acabaria por se tornar um grande amigo. Em 1979, a parceria do Dr. Gregori com o Dr. Peixoto havia se encerrado e, então, os laços profissionais com Dr. Miguita se intensificaram.

O Dr. Miguita realizava o atendimento clínico, cabendo ao Dr. Gregori a cirurgia. Cerca de 40 pacientes foram atendidos em comum pelos dois médicos, todos com êxito. Zeloso, Dr. Miguita sempre se preocupou em fornecer o máximo de informações possíveis ao colega, assim como em bem atender seus pacientes, para atenuar problemas antes das cirurgias.

O famoso boca a boca foi importante para legitimar o talento do novo cardiologista da cidade. Os pacientes comentavam entre si, e com outros profissionais da saúde, sobre o atendimento diferenciado que Dr. Miguita lhes dirigia. Era notório o carinho que ele dispensava aos pacientes, enxergando a pessoa por trás da doença. Outros, ainda, elogiavam o fato de ele andar sempre perfumado. Rapidamente, mesmo os pacientes do INPS, começaram a procurá-lo em sua clínica.

Mas algo ainda incomodava o jovem doutor.

Com uma rotina puxada, e praticamente sem tempo, Dr. Miguita assistia ao crescimento dos filhos de longe. Nesse ponto, sua admiração pela esposa, Kessae, crescia vertiginosamente, uma vez que, também médica, ela se dividia entre a profissão e os cuidados com os filhos.

Esse sentimento o acompanha até hoje, quando, emocionado, ainda faz questão de enfatizar a importância de Kessae em sua vida e na vida de sua família.

CAPÍTULO 14

Amadurecimento: hora de caminhar com as próprias pernas

A prática recorrente de uma certa atividade gera experiência. No caso da Medicina, é comum que essa experiência esteja associada ao chamado "olho clínico", quando o médico, mesmo em um breve exame clínico, ou de olhar para a situação, nota qual é o problema do paciente.

Mas, mesmo diante da percepção de casos muito graves, Dr. Miguita nunca perdeu de vista a empatia. Dar a notícia de uma enfermidade grave a um paciente não é fácil, afinal está se falando de um ser humano. Por isso, até hoje, Dr. Miguita sempre procurou escolher as palavras ao se dirigir aos pacientes.

Aliás, como um comunicador nato, algo que já lhe despontava desde os tempos de juventude, o cardiologista passou a ter um tempo de transmissão em rádio. Frequentemente, na *Rádio Paiquerê*, ele faz participações nos programas dos radialistas JB Faria, Fiori Luiz e na TV Tropical com a Mafalda Bongiovanni, dando dicas para prevenção de infarto, tratos com a hipertensão, recomendação de atividade física, alimentação saudável etc.

Para ele, a exposição midiática, apesar de ajudar a torná-lo ainda mais popular, tinha um único objetivo: informar e compartilhar seu conhecimento médico com a população, ajudando a prevenir doenças graves. Ou seja, em seu ponto de vista, ele estava cumprindo um dever como médico.

Tal vertente na comunicação nunca o abandonou. Até hoje, usuários do Youtube podem encontrá-lo em vídeos do "Dicas de Saúde", conteúdo veiculado ao canal da clínica Centro do Coração (falaremos sobre ele daqui a pouco). Neles, Dr. Miguita exercita sua eloquência, algo que sempre o acompanhou, comunicando-se de modo ágil, suscinto e eficiente – sem nunca perder a empatia.

Um de seus melhores vídeos, o de maior audiência, foi no qual ele tratou dos benefícios de algumas bebidas alcoólicas, desde que consumidas com moderação. Midiático, Dr. Miguita apareceu ao lado de uma garrafa de cerveja, mostrando seu bom humor.

Ao longo dos anos 1980, Dr. Miguita teve sua carreira solidificada não apenas em Londrina, como na região e também em São Paulo. Foi convidado para ser professor do curso de Medicina da Universidade Estadual de Londrina, tendo declinado, pois, para ele, sua real aptidão estava na prática clínica, e foi várias vezes convidado para entrar na vida política, incluindo ser vice-prefeito em chapa encabeçada por Antônio Belinati, algo que também declinou.

Durante o governo Álvaro Dias, foi convidado para ser o médico oficial do Palácio do Iguaçu, convite igualmente declinado pelo Dr. Miguita. Contudo, nesse último caso, colocou-se à disposição do governador para contribuir com a criação de um hospital de alta complexidade em Londrina, um projeto que seria equivalente ao Incor de São Paulo.

Sua luta para que a Medicina fosse mais acessível e de mais qualidade a um número maior de pessoas sempre foi uma constante em sua carreira. Uma de suas bandeiras era argumentar que a Medicina da PUC deveria assumir a UPA do Jardim Sabará e criar um Hospital da Zona Oeste, com residentes daquela universidade.

Em 1991, era chegada a hora de Dr. Miguita tomar uma importante decisão. Naquele ano, após divergência societária, ele encerrou o trabalho de quase 15 anos no Instituto de Cardiologia de Londrina e abriu uma nova clínica, o Centro do Coração, localizado na Rua Souza Naves, 1456. Seu amigo Dr. Siqueira o acompanhou, em mais um gesto de sincera amizade.

Também fizeram parte da sociedade, além do Dr. Siqueira, Dra. Luzia Oshiro, Dr. Laércio Uemura e o Dr. Ricardo Rodrigues.

São inúmeros os nomes que Dr. Miguita pode elencar, além de seus sócios, como fundamentais para a criação, crescimento e sucesso da clínica. Entre eles, estão médicos como Dr. Yoshikiti Kanashiro, que o ajudou a entrar na comunidade japonesa, o Dr. Flávio Genta, o Dr. Frank Ogata, que mais tarde também foi seu paciente, e o Dr. Dalton Fonseca Paranaguá.

Particularmente em relação à Dra. Luzia, Dr Miguita guarda lembranças especiais. Filha de pais feirantes, a Dra. Luzia estudou com muita dificuldade. Trabalhava e estudava, simultaneamente. Cursou Medicina e fez residência em Cardiologia na UEL e foi convidada para trabalhar em sua clínica. Ela se dedicou à Ecocardiografia, que estava ainda em seu começo no Brasil. A Dra. Luzia fez estágio de um ano em São Paulo, depois voltou para desenvolver essa especialidade que faltava dentro da Cardiologia em Londrina. Concomitantemente à Ecocardiografia, ela fazia atendimentos aos pacientes do INAMPS, consultas de convênios e plantão na UTI da Santa Casa. Foi uma das pessoas que alavancou a UTI em Londrina. Em 1991, Luzia, juntamente com os médicos Luiz Carlos Miguita, José Eduardo Siqueira, Ricardo José Rodrigues e Laércio Uemura, fundou a clínica Centro do Coração. Era uma pessoa alegre, comunicativa, muito amiga das funcionárias. Infelizmente uma doença renal, com tratamento dialítico e complicações dessa doença provocadas por um vírus, levou-a a óbito.

Porém, o Doutor Coração faz questão de lembrar e frisar a importância da amiga e colega de profissão em sua vida e carreira.

Dr. Ricardo Rodrigues, seu sócio, destaca os diferenciais da clínica e do atendimento prestado aos pacientes. "Nossa clínica se mantém sobre três pilares: ética, responsabilidade e inovação. Trabalhamos muito com a formação e nosso estímulo é estar na vanguarda do conhecimento. O Centro do Coração foi e é responsável por três UTIs. Estivemos por anos na Santa Casa de Londrina, Hospital Mater Dei e Hospital Araucária. Deste último, nós montamos a parte técnica, iniciamos e credenciamos essa UTI. Sempre fomos preocupados com a formação de novos cardiologistas e grande parte deles, em Londrina, passaram pela nossa clínica. Também tivemos, por dez anos, uma unidade da Clínica em Cornélio Procópio, mas foi inviabilizada pelo trânsito da estrada, na época, que tornava os deslocamentos demorados. E, como disse, sempre queremos estar na vanguarda do conhecimento, trazendo inovações, como, por exemplo, a checagem de idade cardíaca e biológica. Nosso intuito é agrupar tudo o que o paciente precisa. Nossos funcionários têm plano de saúde e, acima de tudo, é um lugar gostoso de trabalhar. Aqui não se vê gente 'emburrada', descontente com o que faz. Não há conflitos, e estamos juntos há mais de trinta anos. O relacionamento entre os sócios é muito respeitoso. Acho que somos um dos poucos grupos que trabalha como uma equipe de fato. E sempre foi assim", define.

Formado em Medicina e em Farmácia e Bioquímica, Dr. Ricardo é especialista em Terapia Intensiva. Possui mestrado em Ciências da Saúde (UEL), com enfoque em aterosclerose coronariana e infarto do miocárdio. Doutorando em Ciências da Saúde (UEL), é também professor da Universidade Estadual de Londrina de Clínica Médica/Cardiologia. É coordenador do Ambulatório do Hospital de Clínicas da subárea de aterosclerose e doença coronariana e coordenador da Residência em Cardiologia da Irmandade Santa Casa de Londrina.

O terceiro sócio da clínica, Dr. Laercio Uemura, é graduado em Medicina pela Universidade Estadual de Londrina em 1985.

Também é especialista em Cardiologia e Medicina Intensiva, mestre em Medicina Interna pela PUC e professor do Departamento de Clínica Médica e Cardiologia da UEL. É coordenador do Ambulatório de Hipertensão Arterial e Valvopatias do Hospital das Clínicas da UEL, além de preceptor do Internato Médico/Cardiologia da UEL.

Por volta de 1982, quando estava no terceiro ano de Medicina, o Dr. Laercio começou a se interessar pela Cardiologia. O Dr. José Eduardo Siqueira disse a ele que fosse conversar com o Dr. Miguita. O Dr. Laercio então fez um estágio com os dois no Instituto de Cardiologia de Londrina. Após concluir a residência, ele foi convidado pelo Dr. José Eduardo e pelo Dr. Miguita para trabalhar com eles e, assim, eles montaram o Centro do Coração.

Em sua visão da clínica, o Dr. Laercio Uemura explica: "A clínica sempre pregou o atendimento de excelência. Um dado é que o Centro do Coração não realiza atendimento direto ao Sistema Único de Saúde, mas fazemos isso indiretamente, pois realizamos todos os atendimentos de Cardiologia do SUS, da Santa Casa de Londrina, até mais ou menos quatro anos atrás. Nós fizemos vários mutirões de atendimento de pacientes do SUS, com demanda reprimida, na Santa Casa. Também fizemos mutirões de exame de risco cirúrgico para otorrino do Otocentro. Outro exemplo foi no IMIN 100, quando atendemos os descendentes de japoneses. O Miguita fez todo o levantamento cardiológico da condição dessas pessoas. Atendemos ainda, em risco cirúrgico, os pacientes do Hoftalon nas campanhas nacionais de combate à catarata.

Nós médicos do Centro do Coração também estamos voltados para atender cem por cento dos pacientes de Cardiologia do SUS do Hospital Evangélico. Além disso, temos uma ligação grande com o Hospital Universitário da Universidade Estadual de Londrina, pois o Dr. José Eduardo Siqueira, o Dr. Ricardo José Rodrigues e eu somos professores de Cardiologia da UEL. Além disso, o Dr. José Eduardo e eu também somos professores da PUC de Londrina e, portanto, nosso trabalho tem relação forte com a clínica e com o ensino da Medicina. E, claro, o Miguita sempre abriu as portas para a gente trabalhar. Ele próprio é um exemplo de trabalho, de companheirismo e as decisões da clínica são compartilhadas. Nós somos a clínica mais antiga, mas que está sempre se renovando. Graças a essa maleabilidade, temos uma clínica que atende a todos, sem esquecer a parte assistencial", conclui o Dr. Laercio Uemura.

Em sua nova clínica, Dr. Miguita pôde enfim colocar em prática plenamente tudo o que ele entendia como ser ideal dentro da Medicina. Como ele próprio gosta de dizer, em sua clínica não há jornais ou revistas, porque o paciente não espera – ou seja, o respeito com o tempo do paciente é fundamental.

Outro ponto importante foi investir para que todos os exames (ou a maioria deles) pudessem ser feitos no local, ganhando tempo e agilizando os processos de atendimento e tratamento. Esta foi, de fato, uma das principais inovações do Centro do Coração em Londrina e, até hoje, segundo Dr. Miguita, pesa como marketing positivo, expandindo para além das fronteiras do norte do Paraná, chegando a São Paulo, Mato Grosso do Sul, Mato Grosso e Rondônia, todos estados onde a clínica possui pacientes.

Hoje, a clínica, que segue cheia, inclui ultrassom de carótida vascular e de abdômen, para o paciente ter ainda mais comodidade e certeza no seu diagnóstico, contando com mais de 100 mil pacientes cadastrados e atendendo, em média, 3.200 pacientes por mês.

CAPÍTULO 15

O "Dr. Coração"

Plantar gratidão é uma excelente forma de colher os mesmos frutos.

A vida do Dr. Miguita foi recheada de pessoas que, em menor ou maior grau, o ajudaram a concluir os estudos, ingressar na faculdade, formar-se médico, cardiologista, crescer na profissão e chegar ao reconhecimento.

Sem qualquer cerimônia, o doutor reconhece que foi ajudado e não esconde a gratidão por isso. Tal fato, aliás, lhe serve como combustível para também ajudar as novas gerações de médicos, abrindo espaço em sua clínica para residentes.

Apesar de conviver diariamente com doenças e, muitas vezes, perdas, Dr. Miguita esforçou-se para sempre enxergar um ser humano por trás de cada atribulação, cultivando sentimentos que, para ele, residem no coração – justamente o órgão que escolheu tratar.

No seu trato diário com os residentes e futuros médicos da clínica, o Dr. Miguita sempre os orienta com base na sua expertise e em sua própria trajetória profissional, bastante experimentada e bem-sucedida. Conselhos como dedicação aos estudos e aos pacientes, necessidade de correr atrás do constante aprimoramento profissional, participar de eventos do setor e se manter informados são constantes.

Dessa forma, com o passar do tempo, o Centro do Coração, em associação com a Santa Casa de Londrina, tornou-se o maior formador de cardiologistas para Londrina e região, e até mesmo em relação a outros estados para onde muitos novos cardiologistas retornam.

O Dr. Rodrigo Muniz, por exemplo, é um jovem médico formado em 2012 e fez sua residência de 2016 a 2017. Ele se recorda da solicitude de Dr. Miguita durante sua residência e do aprendizado com as visitas, suas orientações clínicas e explicação de procedimentos, destacando-se além da técnica médica, mas ensinando também aos jovens como se comportar.

Após se formar, Dr. Muniz foi trabalhar no Centro do Coração, atendendo os atletas do Londrina Futebol Clube.

O Dr. Guilherme Utsumi é outro exemplo. Ele iniciou a residência em Cardiologia em 2017, na Santa Casa de Londrina, e começou a trabalhar em 2020. Para ele, ter sido residente com o Dr. Miguita abriu portas, devido à confiança que todos têm no trabalho do cardiologista.

Mineira, a Dra. Lorena Oliveira Borges veio a Londrina para se especializar em Cardiologia. Pupila do Dr. Gregori, fora ele quem indicara o Dr. Miguita para residência. Assim, em 2019 a Dra. Lorena acompanhou o Dr. Miguita na sua residência na Santa Casa e, em 2020, com o fim do período de residência, ela foi convidada a continuar trabalhando no Centro do Coração. Ela se surpreende até hoje com o carinho que os pacientes têm pelo Dr. Miguita, bem como com a abnegação do médico, que atende pacientes do sus e muitas vezes se nega a receber.

Além disso, seu sucesso como cardiologista é ratificado por vários colegas de profissão. O "Doutor Coração" é admirado não apenas pelos pacientes, mas pelos seus pares, como é o caso do Dr. Milton Neves, renomado hemodinamicista. Paulistano, Dr. Neves formou-se médico em Londrina em 1982, na UEL. Uma vez formado, retornou a São Paulo e fez uma longa residência de sete anos na Beneficência Portuguesa, pois sua área, a he modinâmica, era muito complexa e difícil naquela época. Ela ainda incluía uma gama de intervenções diferentes. O Dr. Milton Neves retornou a Londrina após um contato de seu colega Dr. Cláudio Fuganti.

Assim que o serviço de Hemodinâmica da Santa Casa foi aberto, sua procura cresceu exponencialmente, e, logo nas primeiras vezes, o Dr. Takeda apresentou-lhe o chefe da Cardiologia, Dr. Luiz Carlos Miguita. Ele admirava o acompanhamento que os pacientes do Centro do Coração recebiam quando chegavam à Santa Casa, o que criou laços de confiança entre sua equipe e o Dr. Miguita.

Outro exemplo é o Dr. Milton Ogawa, cirurgião que, além de amigo, é paciente do Dr. Miguita. Portador de um problema do coração assintomático, foi tratado pelo doutor de modo precoce, evitando algo pior. Mesmo diante da falta de sintomas, Dr. Miguita insistiu para que o colega fizesse uma tomografia, quando, enfim, foi descoberto o problema. Tal intuição e zelo até hoje são lembrados pelo Dr. Ogawa.

Há também o curioso caso do Dr. Mauro Viotto. No início da década de 1980, o Dr. Mauro apresentou um problema de pressão alta em sua casa, localizada no bairro Aeroporto. Ele requisitou o Dr. Miguita por volta das vinte horas. Estava com canseira, falta de ar, tontura e dizia não estar bem. Dr. Miguita constatou que apresentava problemas emocionais em sua vida familiar, pois havia perdido dois filhos. Também chamou a atenção o grande cinzeiro cheio de bitucas de cigarro. O medicamento prescrito fez a pressão baixar e, então, Dr. Miguita pediu que ele fosse ao seu consultório na segunda-feira pela manhã.

Dr. Mauro foi, mas quis saber o motivo, se era pagamento pela consulta. Contudo, Dr. Miguita disse que ele era uma pessoa que merecia um bom atendimento apenas. Áspero, ele perguntou por que então o havia chamado. Dr. Miguita respondeu:

"Chamei para ver a sua pressão. Mas tem uma coisa na sua casa de que eu não gostei. Lembrei a ele do cinzeiro. O senhor, uma figura importante, fumando, vai dar mau exemplo à sociedade."

E ele, ríspido, disse: "O que você quer que eu faça?"

"Pare de fumar."

E o Dr. Mauro tirou o maço do bolso e entregou a Miguita.

"Pai, joga no lixo."

Ele abriu a gaveta e disse:

"Vou deixar o maço aqui."

Porém, Dr. Mauro insistiu para que Miguita jogasse o maço no lixo.

"Mas por que na sua gaveta?"

Miguita respondeu: "Porque um dia você pode vir buscar".

E o Dr. Mauro nunca mais fumou. Tornou-se um amigo, criou um vínculo maior. Suas consultas, quando ele vinha à clínica, demoravam bastante tempo – e envolviam exames e bate-papo. Nessas ocasiões, às vezes Dr. Mauro se referia a Miguita como *pai*.

Dr. Mauro teve problemas de coração e colocou stents, teve arritmia e sofria de mal digestivo, que eram divertículos intestinais que tratava com o Dr. Issamu Onishi.

"Nós nos parecíamos muito e éramos como irmãos, uma família. Sempre havia hora para atendermos um ao outro."

De fato, Dr. Mauro nunca mais fumou – e o maço de cigarros continua na gaveta do Dr. Miguita como lembrança dessa linda amizade fraterna.

CAPÍTULO 16

"Padrão Miguita"?

Brincadeiras à parte, Dr. Miguita parece, realmente, ter criado um "Padrão Miguita" de atendimento e postura médica. Tal "padrão" não apenas é reconhecido como também seguido por jovens médicos que nele se espelham.

Ao conhecer esses padrões, é inevitável não reconhecer o espelhamento em pessoas importantes da trajetória do doutor.

Deles, fazem parte tópicos como acordar cedo; cultivar a bondade na alma, valorizando a vida acima de tudo; preparar-se sempre para estar no lugar certo, na hora certa; empatia a ponto de acolher o paciente em seus piores momentos, que são os da doença; agradecer sempre pelas conquistas e, também, pelos desafios e quedas que ensinam (afinal, não foram poucas as dificuldades pelas quais Dr. Miguita passou); exercer cidadania como médico, compartilhando conhecimento e informações para melhorar a saúde das pessoas; trabalhar feliz, como se o consultório fosse um prolongamento de sua própria casa; atender a todos, mesmo os que não têm dinheiro – afinal, Medicina é vocação; cultivar o já citado "olho clínico"; escolher as palavras com os pacientes, ainda que seja necessário ser mais duro e enfático, afinal, o objetivo é salvar uma vida; prestar atenção e acreditar nos sintomas.

Trabalhar aos sábados também é outro hábito da carreira de Dr. Miguita. O dia é estratégico, pois, nele, o Dr. Coração consegue atender pacientes de agenda apertada, que não têm tempo de se consultar durante a semana.

E é justamente nessa "deixa" que ele aconselha os mais jovens para que também atendam nesse dia da semana, no qual é comum aparecerem emergências.

Uma delas, segundo se recorda muito bem, foi a do jornalista Osvaldo Militão, que foi levado com emergência pela filha ao Dr. Miguita, queixando-se de forte dor no peito. Também suava muito, estava vomitando, com falta de ar e fraqueza.

Após o eletrocardiograma, constatou-se infarto agudo no miocárdio. Militão foi internado com urgência na Santa Casa, passou por um cateterismo e foi salvo.

Edimar Vanzela, que trabalha no Centro do Coração como factótum ou faz-tudo (faz serviços de banco, de cartório, encaminha documentos, comanda consertos, auxilia a supervisora administrativa, Evelyn Cristina, na clínica, é motorista, resolve uma enormidade de coisas pessoais do Dr. Miguita) desde 2000, é outro a destacar a personalidade do Dr. Miguita. Ele conhece, como poucos, a rotina corrida do doutor. A relação trabalhista evoluiu para uma parceria e, mais do que isso, uma amizade. O temperamento afável de Miguita e a competência de Edimar fortificaram esses laços.

Segundo ele, ao mesmo tempo que é perfeccionista e gosta das coisas certas, Dr. Miguita tem um grande coração, adora presentear e se preocupa com sinceridade com o bem-estar daqueles que o cercam. Uma das curiosidades notadas por Edimar é que o cardiologista é um aficionado por músicas dos anos 1980 e 1990, as quais sempre compartilha em suas redes sociais.

Outra curiosidade é que o médico, apesar de estar habituado a se deslocar para vários lugares, sempre fica nervoso antes de viajar, preocupando-se com horário e sempre se antecipando aos compromissos – traços do perfil perfeccionista que Edimar reconhece em seu patrão de tantos anos.

Uma segunda funcionária que faz questão de reconhecer as qualidades do Dr. Miguita é Evelyn Cristina Izzo Nogueira, atualmente supervisora administrativa do Instituto do Coração.

Sua mãe, Terezinha Izzo, entrou para trabalhar na clínica na função de serviços gerais, em 1993. Em 1994, o pai de Evelyn faleceu. E foram os doutores quem deram a notícia do óbito para a sua mãe. Meses depois do falecimento de seu pai, como Evelyn estudava no Colégio Barão do Rio Branco, ela passava todo dia na clínica, no horário do almoço, para ver sua mãe, antes de ir embora para casa. Pouco tempo depois, Evelyn começou o curso de datilografia e o Dr. Miguita a convidou para vir trabalhar no Centro do Coração.

Ela passou por todos os setores (recepção, atendimento de suporte ao médico, agenda de aparelho para exames, até chegar ao cargo de supervisora administrativa).

Sobre o Dr. Miguita, ela ressalta seu reconhecimento: "O Dr. Miguita sempre esteve presente, encaminhou uma menina de 14 anos, fez com que eu adquirisse conhecimento e ajudou a formar o caráter que eu tenho hoje. Aprendi com ele a pontualidade e, assim como ele, gosto de deixar tudo anotado, organizado e cumprir prazos. E é diferente quando estamos com pessoas que nos incentivam a sermos sempre melhores. Por isso eu fui estudar, me formei em Administração, fiz MBA em Finanças e pós-graduação em RH", diz.

CAPÍTULO 17

Otou-san

Luiz Miguita, pai do Dr. Miguita, passou a vida sendo reconhecido por seu temperamento sereno. Calmo, calado, era o típico padrão do japonês reservado, ao contrário da esposa, Ceetuco, mais enérgica.

Com ele, Dr. Miguita aprendeu a paixão pela pescaria, pelo futebol e pelo São Paulo Futebol Clube. Quando estava em São Paulo, e sempre que pedia, Luiz Miguita gostava de frequentar o Pacaembu e assistir aos jogos do tricolor, que, na época, contava entre suas estrelas com o jogador Leônidas, o Diamante Negro.

Em uma dessas pescarias, lembra Dr. Miguita, as atenções se dividiam entre os peixes e outro fato importante para a história do Brasil. Era 21 de abril de 1960, e, naquela data, estava sendo fundada Brasília.

A relação entre pai e filho sempre foi próxima. Luiz não poupou esforços para que o jovem Miguita estudasse e se formasse. Mas, acima de tudo, passou a vida zelando para que todos os filhos tivessem nele um exemplo de conduta.

Porém, em 1984, Luiz começou a ter problemas digestivos. Como era hábito, deixou São Paulo e foi a Londrina se consultar com o melhor amigo do filho, Dr. Issamu.

Foi Issamu que deu a triste notícia a Miguita: seu pai estava com câncer de estômago e, apesar de o tumor poder ser removido, já tinha atingido o fígado.

Não se sabe ao certo se Luiz Miguita tinha ou não consciência da gravidade de seu estado de saúde. Ainda assim, possivelmente percebendo a crescente debilidade, buscou tratamentos alternativos de todo o tipo. Também preparou o jazigo no cemitério, antecipando-se ao pior.

Em 1989, Luiz retornou a Londrina, já bastante debilitado. Foi cuidado por Kessae e Ceetuco, que, certo dia, chamou Dr. Miguita e lhe disse:

– Hiro, seu pai está vomitando sangue.

Dr. Miguita e o irmão Reynaldo carregaram o pai no colo e, fraco, este confessou ao filho que não sairia do hospital. Havia chegado ao final da jornada.

Internado na Santa Casa, onde foi atendido por Dr. Issamu, Luiz Miguita faleceu três dias depois.

Todos são muito gratos ao amigo Dr. Issamu e à Irmã Elvira, que confortou toda a família Miguita. A matéria se foi, porém a sua importância e exemplo estão dentro de cada um. Sua lembrança será eterna. Enfim, o que seria do Dr. Miguita se não fosse seu pai e sua mãe? Não existiria nenhuma história e tampouco um livro sobre o Dr. Coração.

Por isso, Luiz sempre lembra com muito amor e agradece aos ensinamentos de seu pai.

CAPÍTULO 18

Coração na ponta da chuteira

D r. Miguita, conhecido por muitos como Dr. Coração, não esconde suas paixões. E, uma delas, sempre foi o futebol. Desde garoto, sua habilidade com os pés era inegável, assim como sua capacidade de conquistar títulos nos torneios de que participou.

Mas algumas de suas maiores conquistas não estiveram dentro das quatro linhas, mas, sim, nos bastidores do esporte mais amado pelos brasileiros.

Tudo começou quando, já formado, o Dr. Zé Eduardo o convidou para ajudar voluntariamente o Departamento Médico do Londrina Esporte Clube. Na época, o clube azul e branco do norte do Paraná já despontava como um dos mais competitivos do estado e pioneiro em vários campos – um deles, o da Medicina Esportiva, que ainda engatinhava no país.

Fundado em 5 de abril de 1956 como Londrina Futebol Clube por iniciativa de José Luciano de Andrade (que havia fundado o Nacional de Rolândia), Wallid Kauss, Pietro Calloni e Doan Alvarez, estreou no torneio amador da cidade contra a Portuguesa local. O primeiro gol do time foi marcado contra o Corinthians de Presidente Prudente pelo ponta-direita Alaor.

A implantação de um grande departamento médico encabeçado pelo Dr. Miguita contribuiu para o momento em que o Londrina Esporte Clube, sob o comando de seu presidente, Jacy Scaff, estava levantando altos voos. O time do Londrina de 1977-78 escreveria a mais importante página da história do clube, com uma equipe que jogava um futebol técnico, habilidoso, ofensivo e de resultado, com jogadores extraordinários como Paulo Rogério, Claudinho, Carlos, Arenghi, Dirceu, Zé Roberto, Ademar, Carlos Alberto Garcia, Xaxá, Brandão e Nenê, sob o comando do técnico argentino Armando Renganeschi. O Londrina terminaria a série A do Brasileirão da época entre as quatro melhores equipes do país.

O grande jogador Carlos Alberto Garcia se recorda bem do momento em que chegou ao Londrina: "Conheci o Dr. Miguita no final de 1975, ele era jovem, acho que tinha pouco tempo de formado. Eu vinha do Corinthians e fiz exame ortopédico com o Dr. Carneiro, que depois se mudou de Londrina. O Dr. Miguita assumiu e eu fiz o meu primeiro teste físico na esteira com ele. Eu era muito forte na corrida de longa distância. Lembro que ele sempre estava presente com a gente no vestiário, que no meu tempo era um lugar um tanto isolado, onde podia haver um clima tenso ou negativo. O Dr. Miguita gostava da gente, brincava bastante e sempre tinha uma palavra de motivação. E ele tinha autoridade para fazer essa motivação", conta Garcia.

"Sem dúvida, criamos no Londrina o maior departamento médico do Brasil", aponta o Dr. Miguita. Isso porque havia muitos médicos que eram torcedores. Havia excelentes pediatras, endocrinologistas, ginecologistas, entre outras especialidades, que atendiam não apenas os jogadores mas também suas esposas e filhos. Inclusive, quando o Corinthians veio jogar em Londrina, em 1978, pelo Brasileirão, o seu famoso presidente, Vicente Matheus, ficou impressionado com o departamento médico. Tentou fazer igual no Corinthians, mas não deu certo. "A diferença era que aqui os médicos trabalhavam gratuitamente, enquanto em São Paulo eles queriam cobrar", ressalta Miguita. Tatinha dá a sua versão sobre o que conheceu do trabalho do departamento médico: "Tudo era feito gratuitamente, pelo amor que o Dr. Miguita tem pelo Londrina. Se precisasse de alguma coisa que fosse além da Cardiologia, ele já indicava algum médico amigo – porque em Londrina todo mundo gosta demais do Miguita – e o médico da outra especialidade atendia o jogador ou a família do jogador, gratuitamente, sem ônus para o clube". Como brinca o Dr. Miguita: "Todo ano me aumentam o salário. Eu não ganho nada, mas o Londrina me dá o dobro em serviço".

O craque Carlos Alberto Garcia tem uma lembrança emocionada do médico e amigo Miguita: "Fiquei amigo dele desde o começo. Ele foi meu padrinho nos meus dois casamentos, um 'bipadrinho'. E o Dr. Miguita ajudou centenas de pessoas. Quando minha primeira esposa ficou doente, o Dr. Miguita e o Dr. Issamu montaram um verdadeiro hospital na minha casa durante um ano, sem me cobrar nada. São coisas que eu não posso esquecer jamais e que mostram o lado humano do Dr. Miguita. Até quando eu deixei o futebol e me dediquei a outra profissão, ele me ajudou bastante, me arranjando vários contratos com pessoas conhecidas dele. Então tenho uma gratidão imensa por ele. Eu o respeito como médico e como pessoa. O Dr. Miguita sempre quer saber como eu estou, sempre manda uma mensagem. Jogamos juntos também no time de suíço do Iate Clube. A meu ver, o Dr. Miguita é um agregador, um coordenador, sempre discreto", avalia Garcia.

Já profissionalizado, o time conquistou, em 1980, a Taça de Prata do Brasileiro. No ano seguinte, 1981, foi campeão paranaense, mas seu maior feito foi o quarto lugar no Brasileirão de 1977, em uma história que cruza com a trajetória do Dr. Miguita.

Naquele ano, chegou ao Londrina EC um jogador chamado Paulo Rogério, que havia jogado no Corinthians. O atleta chegara com uma história curiosa: passara mal em um jogo e, atendido no Hospital Dante Pazzanesi, de São Paulo, havia sido constatada uma doença na válvula aórtica.

Desacreditado para o futebol, Paulo Rogério foi examinado por Dr. Miguita e outros médicos do Londrina FC, que liberaram o atleta para atuar. Tal fato causou furor na comunidade médica, sendo destaque inclusive na mídia da época.

A mídia, que anteriormente criticara o departamento médico do Londrina, passou a elogiar a estrutura do clube. Com isso, a Medicina Esportiva ganhou um importante impulso, até se tornar comum em todos os clubes do Brasil.

Ainda dentro das quatro linhas, no Estádio do Café, Dr. Miguita viveria um dos momentos mais insólitos de sua carreira, que, felizmente, terminou bem. Em um jogo, o presidente do clube, Jaci Scaff[27], sentiu-se mal, acometido por uma ameaça de infarto. Dr. Miguita, que estava em campo, pulou o fosso do estádio e correu em direção ao dirigente, salvando sua vida.

Houve o caso do centroavante Brandão, craque do time extraordinário da campanha de 1977-1978. Após a partida entre Londrina x Atlético Mineiro, no Mineirão, Brandão sentiu cansaço, fraqueza muscular e problema de deglutição. Ele foi atendido em Londrina pelo Dr. Tuma, um reumatologista que veio de São Paulo e diagnosticou que Brandão sofria de dermatomiosite, uma doença autoimune, sem causa definida, mas uma predisposição genética da pessoa. Por causar fraqueza muscular frequente, essa doença poderia inutilizar o atleta para o futebol, definitivamente. Foi realizado um tratamento precoce e Brandão voltou a jogar novamente. Houve um jogo especial da sua volta e a camisa dele foi leiloada e doada ao Lar Anália Franco.

Um caso sério foi o do jogador Alexandre Bianchi. Ele sentia cansaço nos jogos finais do Campeonato Paranaense. Em 1992, o departamento médico do Londrina diagnosticou uma estenose subaórtica. Foi recomendada a cirurgia e foi um sucesso. Isso

---

27. *Jacy Scaff foi presidente do clube no biênio 1976/77 e a ele foi dado o maior mérito de ter colocado o Londrina no Campeonato Nacional. Implantou uma nova mentalidade no clube com a contratação de grandes jogadores, com a ampliação da sede campestre e a expansão social.*

rendeu matéria até no *Jornal Nacional*, da TV Globo. O jogador se recuperou e voltou a jogar, o que foi uma grande satisfação para Dr. Miguita.

Há vários outros casos curiosos que se passaram ao longo da atuação de Dr. Miguita no departamento médico do clube. O jogador Pontes, que havia atuado pelo Internacional e pela seleção em 1974, foi um deles – no caso, ele foi vetado pelos médicos do Londrina devido a problemas nos ligamentos do joelho. Outro foi o zagueiro Chicão, ex-São Paulo e seleção de 1978, que assinou contrato na presença do Dr. Miguita (o jogador exigiu a presença de um médico como testemunha de que, por contrato, não poderia treinar em pisos de madeira ou cerâmico devido a um problema na lombar, o que fazia com que não suportasse impactos que afetassem a coluna vertebral).

Dr. Miguita também se recorda de Luiz Fumanchu, ponta-direita com passagens por Vasco e Flamengo que chegou ao Londrina e foi diagnosticado com ascite. Na época, o jogador apresentava barriga inchada, apesar de não beber. Foi examinado por Dr. Miguita, que constatou que o atleta sofria de esquistossomose e que, portanto, não aguentaria jogar 90 minutos.

Entre os casos curiosos, está ainda o do técnico argentino Filpo Nuñez, ex-técnico do grande time do Palmeiras nos anos 1960. Contratado pelo Londrina em 1979, não obteve êxito e estava para ser demitido; porém, antes que o presidente do clube, Sr. Antônio Euclides Sapia, pudesse fazê-lo, Filpo simulou uma crise emocional e dor no peito. Ele devia estar com problema financeiro e não podia perder o emprego e, por isso, agiu assim.

Contudo, quem passou mal de verdade foi Sapia, que foi socorrido às pressas pelo Dr. Miguita nas dependências do Nóbile Hotel.

Quem define a trajetória do Dr. Miguita é o jornalista Flávio Campos: "Pouca gente participou tanto da vida do Londrina Esporte Clube. Os presidentes passam, mas o Dr. Miguita não. Ele é o mestre do departamento médico", arremata.

Outro grande ícone do radiojornalismo londrinense, Fiori Luiz, também resumiu a trajetória do médico, ao falar do amigo de todas as horas: "Falar do Dr. Luiz Carlos Miguita é falar de um ser humano incrível. Na Medicina, uma das maiores referências que o Paraná possui, reconhecido por especialistas de todo o Brasil. No futebol, mereceria uma estátua, como a do Carlos Alberto Garcia. O Londrina deve isso a quem durante quase 50 anos foi o cardiologista do Tubarão. Centenas e centenas de jogadores passaram pelo consultório dele. Milhares de exames feitos. Sem custos para o clube. E quem cuida do coração dos profissionais da imprensa esportiva? Uma consulta por telefone, uma ida ao consultório, e aquela palavra amiga, conselheira e de conforto. Que Deus o proteja, Dr Miguita".

Além disso, graças ao Londrina EC, ele cultivaria novas e boas amizades. Uma delas é com o locutor esportivo Galvão Bueno, a quem conheceu durante as coberturas esportivas da Globo e da Rede OM TV (projeto do empresário midiático Oscar Martinez do qual Galvão participou em 1992 e que tinha uma filial na cidade).

Em 2001, a aproximação entre Dr. Miguita e Galvão Bueno se concretizou. Naquele ano, houve um torneio pré-olímpico que foi sediado em Londrina. A transmissão ficou a cargo da Globo, e Galvão ficou na cidade quase um mês. Ele se tornou médico do locutor e a esposa, Kessae, pediatra de seus filhos e netos.

Galvão Bueno acabou por receber o título de Cidadão Londrinense e, como forma de retribuir o carinho à cidade, e por sugestão de Dr. Miguita, fundou a Associação Galvão Bueno de Acolhimento aos Idosos, criando um centro de convivência.

Para arrecadação de fundos, foi realizada uma grande festa e uma feijoada, que contou com a participação de vários grandes artistas, entre eles Zezé di Camargo & Luciano e Olodum.

É com Galvão Bueno que aconteceu uma das histórias mais curiosas do círculo de amigos do Dr. Miguita.

Durante uma conversa, Galvão disse que havia praticado golfe e que gostaria de praticar, com mais frequência, em Londrina. Numa de suas idas ao Londrina Golf Club, Galvão disse a Miguita: "Preciso fazer um check-up com você. Sou hipertenso e gostaria de fazer uma avaliação".

E Miguita respondeu: "Primeiro o seu motorista".

Galvão ficou espantado. "Mas é um rapaz novo que trabalha comigo."

"Por isso mesmo."

"Mas por quê?", insistiu Galvão.

"Porque é ele que te leva para cima e para baixo e, se ele passar mal, pode provocar um acidente e comprometer você".

"Pois é, você tem razão", concordou Galvão.

Então, seu motorista, Irajá Castro Bento, foi fazer o check-up e nos seus exames apresentou bloqueio no coração e precisou de marca-passo, com 56 anos de idade.

Foi o que precisava para que a confiança de Galvão Bueno no Dr. Miguita se solidificasse. Ele disse: "Você vai ser médico de toda a minha família".

E assim foi!

CAPÍTULO 19

Tino administrativo

Ainda no esporte, Dr. Miguita pôde não apenas tecer vários contatos devido ao seu temperamento expansivo e agregador como também exercer seu espírito de liderança, algo que sempre esteve consigo.

Quando os filhos nasceram, ele e a esposa, Kessae, começaram a dedicar tempo à estrutura do clube de natação da ACEL, onde as crianças praticavam o esporte. A convite do amigo Issamu, Dr. Miguita aceitou unir-se à diretoria da entidade, acabando por estar à frente da ACEL e colaborando decisivamente para a abertura e expansão da estrutura do clube a toda a cidade (originalmente, era um clube para a comunidade nipônica).

Na visão do Dr. Miguita, a natação trazia evidentes benefícios para a saúde da criança e dos jovens. Mas, além disso, como esporte, ela também ensinava valores como amizade e espírito coletivo.

Como a diretoria de natação da ACEL era integrada por dois médicos, estabeleceu-se uma parceria com profissionais da Universidade Estadual de Londrina no sentido de avaliar os talentos esportivos do clube, de acordo com os dados biométricos das crianças. O objetivo era conhecer as suas potencialidades e verificar o nível que elas poderiam atingir, futuramente, no esporte. Era também uma maneira de orientar certos pais que exerciam uma cobrança rigorosa sobre seus filhos, fato não incomum nas piscinas.

A diretoria dispunha de dados científicos para conversar com os pais de maneira racional e honesta. Esse tipo de análise dos dados do desenvolvimento e projeção do futuro atleta era feita em países de primeiro mundo. E eram esses dados que determinavam a forma dos treinamentos.

Na ACEL, era respeitada a orientação de que, até 12 anos, a criança estava em fase de crescimento ósseo e não poderia ser sobrecarregada com exercícios e esforços acima de sua capacidade. Se fossem submetidas a tais excessos, as crianças poderiam ter, no futuro, problemas de estatura, dores articulares pelo esforço repetitivo e ficariam com um corpo "envelhecido", chegando possivelmente a desenvolver doenças como artrose na fase adulta. Por isso, até 12 anos a natação na ACEL tinha um direcionamento claramente recreativo, lúdico e mais leve.

Já a partir dos 12 anos, os atletas eram iniciados no treinamento de competição. Um fato que pode ser constatado pelos dados colhidos junto às crianças é que elas cresciam exponencialmente nas férias, do cabelo até a estatura. Verificou-se que o hormônio de crescimento e o metabolismo das crianças eram favorecidos no mês de descanso posterior à prática semestral da natação.

Outra orientação da diretoria dos doutores Miguita e Issamu era que as crianças se dedicassem aos treinos, aos estudos e em ocupar bem os seus horários livres. .

Do ponto de vista pessoal, o Dr. Miguita considera que foi um período muito importante poder contribuir com a fase de ouro da natação da ACEL e, sobretudo, participar um pouco do desenvolvimento das crianças, para que entrassem, corretamente, na nova fase de suas vidas.

Os frutos logo vieram; entre os vários atletas revelados pela ACEL esteve Rogério Romero, bronze em Los Angeles (1984), mesmo ano que o nadador Ricardo Prado se destacaria.

Outros nomes ainda incluem Diogo Yabe, Dirce Sakai, Bianca Zanini, Elizabeth Fukuda, Hugo Yabe, Henrique Niekawa, Reinaldo Niekawa, Luiz Carlos Miguita Jr., Robinson Bertoncini, Andreia Bucharles, Jorge Takeda, Milton Idehira, Floriano Yabe, Alessandro Grade e Maurício Ymagawa – todos destaques em diversos estilos em campeonatos locais, estaduais, nacionais e internacionais.

A estrutura da natação da ACEL também se modernizou. Havia três piscinas menores e uma semiolímpica. Crianças começavam a nadar com cinco anos e, se tivessem interesse, ingressavam nas várias equipes que participavam de competições.

Seu filho mais velho, Luiz Carlos Miguita Júnior, destacou-se como nadador, certamente, por influência do pai, que sempre incentivara a prática de esportes – não apenas natação mas também futebol, tênis e beisebol.

Depois da natação, outro esporte cruzaria os caminhos do Dr. Miguita: o golfe. Este sim foi de certa forma inesperado, já que, como ele mesmo define, não tem a mesma habilidade com as mãos do que com os pés.

De fato, na época, Dr. Miguita enfrentou alguns problemas e não podia mais jogar futebol. Irrequieto, e tendo sempre se dedicado a atividades esportivas, ficou um vazio em seu cotidiano. Numa tarde de sábado de 1994, ele e Dr. Issamu retornavam de Campo Mourão, onde faziam atendimentos voluntários, quando o amigo o convidou para conhecer um clube de golfe que ele frequentava. Foi o início de uma nova paixão.

Em 1995, acabou presidente do Londrina Golf Club. O amigo Issamu praticava o esporte e era amigo do presidente do clube, Sr. Shinichi Numata. Por convite dele, começou a jogar golfe e, ao final, começou a se embrenhar no projeto do clube.

O clube havia sido fundado em 1989 pelos irmãos Shinichi Numata e Massagi Numata e representava mais um importante marco da presença da comunidade japonesa na cidade. Após várias dificuldades para engrenar o projeto, o clube foi federalizado em 1991, a mesma época em que ocorreu o Aberto de Londrina. Com o tempo, o Golf Club tornou-se um celeiro de talentos, como João Paulo Albuquerque, Fernando Itimura Yagui, André Yui e Ivan Fuganti Jr.

Entre destacados golfistas que visitaram as dependências do clube esteve o norte-americano Carl Rabito, profissional do PGA e instrutor de golfe que escreve no *Golf Digest*, uma das mais prestigiosas revistas especializadas no esporte.

Desde que se viu como dirigente de golfe em Londrina, o Dr. Miguita imediatamente pensou que seriam necessários torneios para estimular a prática desse esporte. O Londrina Golf Club promovia torneio de iniciantes, para jogadores mais graduados, ou entre clubes do Paraná e do Brasil. Os torneios também eram importantes para a divulgação do golfe e de seus benefícios para a saúde e acabavam virando notícia.

Uma das competições de destaque criada na gestão Miguita foi o Torneio Cidade de Londrina. Em sua primeira edição, em 1995, contou com a presença do presidente da Confederação Brasileira de Golfe, Dom Eudes de Orleans e Bragança (bisneto da Princesa Isabel, descendente direto de Dom Pedro II, Dom Pedro I e de Dom João VI), príncipe da família imperial brasileira que nunca havia vindo a Londrina. Sua presença foi um acontecimento importante. O prefeito de Londrina recepcionou Dom Eudes e houve manchetes com destaque na imprensa, o que foi muito bom para a divulgação do golfe na cidade.

Em 1997, surge em definitivo a ideia de ampliar o campo de nove para dezoito buracos, deixando o Londrina Golf Club em condições ideais para a prática completa do esporte. Nessa iniciativa estratégica para as comunidades de Londrina e de Cambé, e com o bom relacionamento do Dr. Miguita com seu colega, o cardiologista Dr. Waldmir Belinati, e gestões junto aos prefeitos Antonio Belinati e Zé do Carmo, a Sercomtel entrou com apoio financeiro e a prefeitura de Cambé forneceu o maquinário.

O empresário Alfons Gardemann, do Condomínio Villagio do Engenho, próximo ao Londrina Golf Club, forneceu o óleo diesel. Dessa forma, foi viabilizado o projeto de ampliação de mais nove buracos, totalizando dezoito.

Assim como aconteceu na ACEL, Dr. Miguita e Issamu abriram as portas do Golf Club à comunidade, popularizando a prática na cidade. Hoje, o local conta com vários adeptos, entre eles o próprio Galvão Bueno.

Dr. Miguita, que já se embrenhara na mídia local através da Medicina e do futebol, fez uso de seu talento para atrair a imprensa para o projeto, incluindo emissoras de TV locais, especialmente por parte da comunicadora e apresentadora Mafalda Bongiovanni, campeã de audiência com seu programa televisivo, de Osvaldo Militão e de Isnard Cordeiro, jornalistas da *Folha de Londrina*, assim como do *Jornal de Londrina*.

Esse apoio fez com que o Londrina Golf Club se tornasse uma referência para praticantes, especialmente para os dirigentes de grandes empresas como a Hexal, Sandoz e Novartis, que haviam se instalado na região e ansiavam por jogar golfe.

Com o aumento expressivo do número de sócios do Londrina Golf Club e a ampliação de seu campo, havia um novo problema a ser resolvido. A questão do acesso da BR para a Bratislava. A estrada para o clube tinha um longo trecho sem asfalto. Em dias de chuva, o caminho ficava perigoso, a sujeira e o risco de danos aos automóveis faziam com que muitos praticantes não fossem jogar. O asfaltamento fazia-se necessário. Então em 1999, pela primeira vez durante a gestão Miguita, o Londrina Golf Club fez uma chamada de capital. Com os valores arrecadados, no ano de 2000 conseguiu-se o dinheiro para o asfaltamento definitivo da estrada de acesso. "Quando entrei no Londrina Golf havia um campo de nove buracos e uma acesso de 2 km de estrada de terra. Quando o Miguita conseguiu o asfalto foi uma alegria, pois foi possível trazer grandes torneios para Londrina, gente do Brasil inteiro", recorda a golfista Jovana Fuganti.

Jovana, além de praticante, se tornou também capitã de campo nas gestões de Miguita: "Sem esquecer da colaboração, como diretor, do Dr. Issamu Onishi, também grande responsável pelo desenvolvimento do golfe em Londrina", pontua Jovana.

O esforço do Dr. Miguita e do Dr. Issamu para implantar o golfe em Londrina foi no chamado "trabalho de formiguinha". Lento, paciente, mas sólido e com resultados. Por isso é que nos campos de golfe londrinenses floresceram excelentes jogadores, podendo-se mencionar Ivan Fuganti, Jovana Fuganti, João Paulo Albuquerque, João Itimura, José Sandreschi, Milton Ogawa, entre outros.

Um dos fatos marcantes dessa efervescência do golfe na cidade ocorreu quando o comunicador esportivo da TV Globo, Galvão Bueno, esteve em Londrina para cobrir o campeonato pré-olímpico de 2000, que acontecia na cidade. "Tive o prazer de ficar seu amigo quando o conheci na casa do Dr. Francisco Gregori, por ocasião do casamento deste", relembra o Dr. Miguita. E Galvão disse: "Já joguei golfe algumas vezes, eu gosto desse negócio". Então Luiz o levou ao Londrina Golf e depois o incentivou a adquirir um terreno no Royal Golf e sua residência foi construída por Maurício Dinardi. Por essa época, personalidades começaram a praticar o golfe, como Ronaldo Fenômeno e muitos outros.

CAPÍTULO 20

Amigos até o fim

D r. Miguita e Dr. Issamu compartilharam muito mais do que a paixão pela Medicina, pela pescaria, pelo Londrina EC e tantos outros campos que se abriram posteriormente, como o golfe. Desde a faculdade, eles criaram um laço forte e duradouro de amizade, dividindo não apenas horas de estudo, mas o sentimento de servir à sociedade.

Tal laço estendeu-se às famílias, de modo que os almoços alternados nas casas das famílias Onishi e Miguita eram comuns aos domingos.

Enquanto o cardiologista Dr. Miguita exercia seu papel como líder nato, comunicativo e arrojado, o gastroenterologista Dr. Issamu sempre preferiu o trabalho nos bastidores – mas isso não o fazia menos importante em todas as ações que encabeçaram.

Essa vontade de servir se tornou realidade quando surgiu a oportunidade de participarem, por meio da Aliança Cultural Brasil-Japão, de um atendimento à terceira idade da colônia japonesa.

O coordenador-geral desse programa era o Dr. Frank Ogata, que convidou o Dr. Issamu e o Dr. Miguita para serem responsáveis pela parte médica. Assim, eles colocaram seus conhecimentos médicos à disposição das pessoas de idade e que não tinham acesso regular à Medicina. E isso voluntariamente, sem receber pagamento pelas consultas.

O grupo era formado por médicos de diferentes áreas de especialização e auxiliares. Eles percorriam o interior do Paraná um sábado por mês, realizando atendimentos médicos gratuitos em Ibiporã, Bandeirantes, Santa Mariana, Cambará, Carlópolis, Uraí, Assaí, Rancho Alegre, Primeiro de Maio, Arapongas, Apucarana, Marialva, Maringá, Umuarama, Foz do Iguaçu e Campo Mourão – todas cidades que tinham colônias japonesas estabelecidas.

As ações aconteciam com o patrocínio da JICA (Agência de Cooperação Internacional do Japão), entidade governamental independente que coordena a assistência oficial ao desenvolvimento em nome do governo do Japão e que fornecia locomoção, ônibus para as viagens, carregamento de materiais etc.

Uma puxada rotina, que envolvia cerca de 100 atendimentos em um sábado de cada mês, era bastante comum.

O programa perdurou vinte anos, quando foi encerrado por problemas políticos. Porém, a semente da solidariedade e do exercício da Medicina como uma ação humanitária, sobretudo para a terceira idade, havia frutificado fortemente em ambos os médicos.

Eles adquiriram boa experiência no trabalho de saúde da terceira idade, conhecendo de perto o seu perfil, suas doenças mais frequentes, assim como as suas necessidades cotidianas. Também aprenderam muito no campo social, ao ver que é possível contribuir para melhorar a condição das pessoas idosas, desde que se realize um trabalho sério, intensivo e perseverante que valorize essa faixa da população.

Essa ação foi, de fato, a semente para que, em 1998, fosse criado o grupo de idosos na ACEL. A data celebrava os 80 anos da imigração japonesa no Brasil e, portanto, era simbólica. Diferentemente da cultura brasileira, em que muitas vezes o idoso fica às margens da sociedade, a cultura oriental valoriza a experiência e história de vida dos mais velhos.

O projeto do grupo de idosos foi encabeçado pela Dra. Luzia Yamashita e aceitava pessoas acima de 65 anos, uma vez que não teria suporte para a expressiva demanda que surgiu.

Para começar, foi realizada uma pesquisa para saber o que os idosos esperavam do grupo. A maioria queria viajar, queria lazer, entretenimento, cultura, encontrar amigos.

Até então, os idosos não tinham a cultura de ter lazer ou conforto, sobretudo aqueles que vinham das áreas rurais. As mulheres, em sua maioria, ou eram costureiras ou vinham da agricultura. As costureiras trabalhavam para ajudar no orçamento da família. Os homens, na maioria absoluta, vinham da agricultura e se mudaram para a cidade para dar educação aos filhos. Alguns trabalhavam com comércio, principalmente nas feiras.

Todas as terceiras quartas-feiras do mês (e até hoje é assim), das 13h30min às 17h, havia reunião com atividades, uma delas destinada aos exercícios físicos, pois haveria ênfase em aspectos preventivos e educativos.

Dra. Luzia Yamashita considerou que seria necessário que um médico se encarregasse das orientações de saúde para os idosos e convidou o Dr. Issamu Onishi, que atendeu prontamente ao convite. Por sua vez, Dr. Issamu chamou seu grande amigo Dr. Miguita, que, compartilhando da mesma visão, aceitou.

Ambos acabaram por coordenar a área de saúde do grupo de idosos da ACEL. Eram realizados exames periódicos de Gastroenterologia, Ginecologia, exame de sangue, Otorrinolaringologia e Neurologia. Muitos dos atendidos estavam passando por aqueles exames pela primeira vez na vida, como o exame de eletrocardiograma. E, claro, o resultado não tardou a aparecer – além de se divertirem juntos, a taxa de sobrevida a doenças entre a população idosa de origem japonesa aumentou consideravelmente.

O projeto atraiu a atenção de médicos de outras regiões, da mídia e do poder público.

Na época, em 1999, o então prefeito, Antonio Belinati, propôs ao Dr. Miguita, com base na repercussão do projeto com idosos da ACEL, que este assumisse a autarquia da CAAPSML[28]. Ele, porém, recusou. Dr. Miguita sabia que sua relação com Londrina, cidade que o acolhera e onde se desenvolvera para a Medicina, era muito especial. Mas sua intenção não era a vida pública.

Então, como forma de contribuir, propôs ao prefeito tirar do papel o projeto chamado *Vô*, que era a criação de um pronto-atendimento para idosos. Mas, como o quadro político da

---

28. *Caixa de Assistência, Aposentadoria e Pensões dos Servidores Municipais de Londrina.*

época era conturbado, Dr. Miguita sabia que seria muito difícil que o projeto se realizasse. Contudo, Belinati veio com uma contraproposta: e se fosse criada a Secretaria do Idoso?

No dia seguinte, quando o Dr. Miguita chega do trabalho, ele se depara com uma multidão de repórteres e cinegrafistas se acotovelando na porta de fora da sua residência. Eles perguntavam sobre a nova secretaria e sobre seu cargo como secretário.

Obviamente, Dr. Miguita não sabia de nada.

Mais tarde, tudo se esclareceria. Quando Antônio Belinati criou a Secretaria do Idoso, ele anunciou no programa de TV do jornalista Isnard Cordeiro que o secretário seria o Dr. Luiz Carlos Miguita, mas sem falar nem confirmar com o próprio.

Chegara a hora de se decidir. Colocando a causa acima das questões políticas, Dr. Miguita acabou por aceitar o desafio. Em 1º de janeiro de 2000, foi oficialmente nomeado o primeiro secretário da nova Secretaria Municipal do Idoso. Era o quarto e último ano de mandato do prefeito Antonio Belinati e havia muito trabalho a ser feito.

Uma das medidas importantes da Secretaria Municipal foi feita em parceria com a Secretaria da Promoção Social, que realizou um trabalho jurídico com os idosos em situação de risco em família, em casas de idosos e em albergues. Foram feitos projetos visando identificar todos os centros de convivência de Londrina, que eram ao todo 35 naquela época. O objetivo era levantar quantos idosos participavam daqueles centros para expandi-los, a fim de promover maior participação da terceira idade. Outro objetivo imediato foi buscar conhecer mais sobre os idosos de Londrina.

Foi realizado também um recenseamento da população da terceira idade, visando ao atendimento das suas necessidades.

Foram feitos aproximadamente mil eletrocardiogramas, exames de laboratório, Gastroenterologia, Otorrinolaringologia, Oftalmologia, Endocrinologia. Desses exames, o que teve maior destaque foi o de Oftalmologia, pois não havia oftalmologistas na rede pública do sus na época. Havia uma demanda reprimida de mais de quatrocentos pacientes. Com isso, constatou-se que 40% eram casos de catarata, que demandaram cirurgias realizadas com êxito.

Mas as ações da nova secretaria não se limitaram à saúde. Como parte do bem-estar passa pela convivência social, passaram a ser realizados bailes na sede do antigo Grêmio Literário e Recreativo de Londrina, na Alameda Manoel Ribas, no centro. Com a banda municipal presente, os eventos eram lotados aos sábados e domingos à tarde, uma vez por mês.

Nem mesmo a cassação do prefeito Belinati arrefeceu os ânimos de Dr. Miguita à frente da secretaria; este seguiu trabalhando para mantê-la ativa, e, no final do primeiro semestre, a Secretaria Municipal do Idoso já contava com mais de 50 centros de convivência e mais de 4 mil idosos cadastrados em seus registros. A secretaria trabalhou com muitos idosos em situação de maus tratos, levantou vários casos de filhos que tomavam as casas de seus pais. Também foram fechadas casas de idosos sem condições de funcionamento, entre outras ações de cuidados e fiscalização direta. As atividades para os idosos promovidas pela secretaria eram: palestras; eventos de esportes compatíveis; bailes mensais; avaliações de saúde e excursões gratuitas por pontos turísticos e culturais de Londrina (transporte cedido pela Viação Grande Londrina).

Novamente o Dr. Issamu estava ao lado do amigo nesse projeto. Ao lado da Dra. Yamashita, foram mapeadas as condições de vida dos idosos na cidade, pesquisa pela qual se obtiveram informações alarmantes. Segundo os dados, a principal atividade dos idosos era frequentar a igreja, ler a Bíblia, tomar remédios e ir ao médico.

Não tinham nenhuma atividade de diversão e nem atividade cultural. O idoso normalmente vivia do dinheiro de sua aposentadoria, gastando 50% do salário com remédio, ¼ com aluguel e ¼ com comida.

Em 2001, com o fim do mandato e a posse de um novo prefeito, chegou ao fim seu trabalho na Secretaria Municipal do Idoso. Mas, sem quaisquer dúvidas, este foi o expoente do resultado da experiência do Dr. Miguita (e também do amigo Dr. Issamu) adquirida nos atendimentos voluntários à terceira idade.

Essa amizade, que uniu esses dois homens e, depois, suas famílias, nunca chegaria ao fim; e nunca chegará. Mesmo quando, em 2018, Dr. Issamu Onishi descobriu-se doente por leucemia.

Ele, que ao lado de Miguita curara tantas pessoas e se importara tanto com o ser humano, via-se então em uma situação delicada e sem cura.

Faleceu em 2022, mas na memória, no coração e nas ações do amigo Dr. Miguita, Issamu Onishi está mais do que nunca vivo – e, como sempre, em silêncio e discreto, zelando pelo parceiro de projetos e sonhos.

CAPÍTULO 21

Entrelaços

Atualmente, Londrina é uma metrópole com 588.125 habitantes[29], a segunda mais populosa do Paraná, que, por sua vez, é um dos estados mais desenvolvidos do Brasil. Para um município tão novo, tal marca impressiona. Também é a quarta mais populosa da região Sul, atrás apenas de Curitiba, de Porto Alegre e Joinville.

Londrina conta com polos nacional e internacionalmente importantes nas áreas de Educação, Esporte, Tecnologia, Cultura e, claro, Medicina.

Destes quase 600 mil moradores, certamente grande parte conhece ou já ouviu falar do Dr. Miguita, o Dr. Coração. Seja pelo seu programa de rádio, pelo seu assíduo envolvimento com o esporte local, com o clube de golfe e, certamente, pela sua atuação destacada como cardiologista; as histórias do doutor e da cidade se cruzam em muitos aspectos.

Como alguém que crê fortemente que o cidadão deve se envolver nas questões de sua cidade, atuar efetivamente nas causas em que acredita, Dr. Miguita não apenas tem sua trajetória en-

---

29. *Dados do* IBGE *2022.*

trelaçada com a história da Faculdade de Medicina londrinense, como também em diversos projetos de cunho social e de saúde.

Seguindo os passos de seu avô paterno, Tatuhiko, líder da comunidade japonesa em Tupã, de seu pai, Luiz, que chegou a ser vereador, Dr. Miguita foi além; educado dentro do conceito de que é importante se destacar na comunidade como forma de assegurar sucesso profissional e deixar um legado duradouro, o Dr. Coração não fez a diferença apenas em sua profissão; seja pelo atendimento gratuito ou trabalho voluntário nas diversas frentes a que se dedicou com afinco e zelo, Dr. Miguita trabalhou para fazer a diferença ao ser humano, tocando o coração de cada um à sua maneira – com exemplo de conduta, dedicação, amor pelo que faz e honestidade.

Seu sucesso é multifacetado e a prova disso são os inúmeros amigos e admiradores que acumulou ao longo dos anos, não apenas na área da Medicina.

Desde criança o filho Luiz Carlos Júnior já conhecia seu pai por seu trabalho médico. Ele ia para a escola e alguém logo lhe dizia: "Você é filho do Dr. Miguita?"; "Seu pai é meu cardiologista."; "Seu pai salvou minha mãe!"; "Seu pai salvou meu avô!". Mas era um tanto misterioso, porque o menino ainda não sabia bem o que seu pai fazia, embora muita gente já soubesse e comentasse com ele. "Meu pai nunca foi de falar que era bom médico. Faz parte da cultura japonesa isso de buscar ser humilde. Mas por meio das pessoas acabei sabendo sobre ele. Meu pai sempre foi 'O Dr. Miguita.'", conta o filho com orgulho e reconhecendo o incontestável sucesso do pai.

E quem seria melhor para ilustrar essas afirmações do que os próprios personagens que fizeram parte da história do Dr. Coração?

Entre os filhos, Dr. Miguita é fonte de admiração e exemplo. Não poupando gestos de amor e carinho para com a esposa, Kessae (ele adora mandar-lhe flores e é assumidamente um homem romântico), Dr. Coração tornou-se exemplo de homem, pai e profissional para os filhos Luiz Carlos Miguita Júnior, Marco César Miguita (ambos médicos), Fernanda Miguita (casada com um dos príncipes herdeiros da família imperial brasileira Luiz Philippe de Orleans e Bragança, em 2004), e para os netos Leonardo Zuan Esteves Miguita, Pedro Zuan Esteves Miguita, Gabriela Junqueira Miguita, Rafael Junqueira Miguita, e Maximilian de Orleans e Bragança.

A seguir, seguem mais do que palavras que expressam a admiração pelo médico cardiologista; elas registram o sentimento de reconhecimento e carinho por um homem (muito além do médico) que faz a diferença na vida daqueles que cruzam seu caminho com exemplo.

OSVALDO MILITÃO

Jornalista e colunista da Folha de Londrina

"Conheci o Miguita no Colégio São Paulo, administrado por mim e Marco Antônio Lafranchi, ajudando o padre João Azevedo, que estava atravessando dificuldades com poucos alunos. Depois eu o encontrei novamente na clínica do Dr. Ernani Goes, em frente à Santa Casa. Isso deve ter sido em 1974. Como naquela época eu trabalhava na editoria de Esporte da *Folha de Londrina* e também escrevia a minha coluna, vi o Miguita como médico do Londrina Esporte Clube. Ele sempre estava nas notícias relacionadas à medicina e ao futebol.

Já na clínica atual, o Centro do Coração, fiz exames com o Dr. Miguita. Nasceu uma boa amizade. Percebi que ele era um cara de bom relacionamento, que foi fazendo seu nome e crescendo. Era de Tupã, seu pai era farmacêutico, sempre tirou as melhores notas, pois é muito estudioso. Foi fazendo o seu nome não apenas na colônia japonesa. Excelente médico. Muito preciso nas consultas, nos diagnósticos e nos tratamentos. E foi se tornando notícia. Entrou na Santa Casa de Londrina, o que é difícil. Tem um networking, faz amizade e é gentil. Realmente, Miguita furou um bloqueio, um território dos médicos mais velhos, ganhando admiração e novos relacionamentos.

O Miguita me salvou a vida. A primeira vez, há uns vinte e cinco anos, com um cateterismo na Santa Casa, com seu amigo, o Dr. Francisco Gregori. Eu havia acumulado trabalho na TV, na

Folha de Londrina, no Colégio São Paulo, com a Escola de Educação Física que se tornou a Unopar, criei um curso fundamental à tarde e uma inovação, a Faculdade da Mulher. E aí tive um infarto nas vésperas de viajar para os Estados Unidos. Foi numa sexta de manhã. Ligaram correndo para o Dr. Miguita no sábado. Outro cateterismo. Ele percebeu que eu ia ter mais um infarto. Chamou o Dr. Gregori. Coloquei duas safenas e uma mamária. Faz vinte anos. Graças ao Miguita fui salvo e ele passou a cuidar de mim. Em 2021, outro cateterismo, dessa vez com o filho, o Dr. Marco César Miguita e o Dr. Milton Neves. Aliás, o Miguita é um pai fantástico para os filhos.

Ele é um exemplo. Quando estive na Santa Casa, às seis horas da manhã ele já estava por lá cuidando dos doentes. Acho isso incrível. Sempre prestativo. Ele nasceu para ser cardiologista. A meu ver, o Dr. Luiz Carlos Miguita sucedeu o Dr. Osvaldo Palhares e o Dr. Dalton Fonseca Paranaguá, os dois grandes nomes da medicina de Londrina. Por isso, mereceu o título de Cidadão Honorário em 1994, pois ele é muito grato a Londrina, à UEL e ao povo. E ele faz jus a isso, pois é londrinense de coração. O Dr. Miguita também abriu sua clínica para formar novos médicos, o que é importante. É um excelente amigo e sou muito grato a ele. Os Miguita são notícia e nós divulgamos, porque é importante para a cidade."

J.B. FARIA, JORNALISTA ESPORTIVO
Proprietário da Rádio Paiquerê AM, filantropo

"O Miguita é médico da minha família toda. Nunca fui a outro cardiologista além dele. Ele é dedicado aos pacientes, um médico amigo. O Dr. Miguita é uma liderança em Londrina, com sua presença como médico, esportista, uma pessoa realmente atuante que ajuda entidades, que tem um trabalho social importante com os idosos, tendo-se tornado o primeiro secretário municipal dos Idosos de Londrina. Uma pessoa que sente mais alegria em dar do que em receber, que sempre tem um gesto carinhoso de lembrar-se dos amigos. E ele está aí, com uma longevidade de cinco décadas como profissional da medicina, além de ser um bom colega e um amigo leal."

MAFALDA BONGIOVANNI
Comunicadora em televisão

"Eu conheci o Dr. Miguita por volta de 1977. O Dr. José Eduardo Siqueira era o meu cardiologista e o Dr. Miguita trabalhava com ele. E aí houve uma ocasião em que o Dr. José Eduardo estava viajando e não pôde atender o meu marido, na época, que teve um problema cardiológico. Assim, por acaso, foi o Dr. Miguita que o atendeu. Daí iniciamos uma amizade. Então, quando eu estava na televisão, na TV Tropical (na época afiliada da TV Bandeirantes), coloquei um bloco no meu programa que se chamava 'A palavra do médico'.

E eu contava com o Dr. José Eduardo Siqueira e o Dr. Miguita para fazer esse bloco. Eu só intermediava e eram eles que traziam assuntos diversos, não só de Cardiologia. Esse quadro, 'A palavra do médico', se consolidou e vários profissionais de várias áreas da saúde participaram. Daí para frente o Dr. José Eduardo acabou se direcionando para a Bioética e como coordenador de vários cursos, da UEL e da PUC, e o Dr. Miguita passou a ser o meu médico. Mas, acima de médico e profissional, ele se tornou um grande amigo e já são quarenta anos de amizade.

O Dr. Miguita é uma pessoa muito desapegada de vaidade, de orgulho. É um homem simples, muito dedicado ao próximo. Ele fez muitos trabalhos direcionados à terceira idade. Ele aparece na mídia porque ele é destaque. Está fazendo um ato em favor do próximo e aparece. Mas não que seja por vaidade ou egoísmo. O Miguita é um líder nato, sem se impor. E ele tem uma esposa maravilhosa, filhos maravilhosos. É uma família muito unida. E todo aniversário dele, no dia 4 de dezembro, é uma reunião de amigos. E eles nem precisam ser convidados. Eles vão. O exemplo de postura do Dr. Miguita é uma motivação para os filhos."

DR. MILTON OGAWA
Cirurgião

"O Miguita tem algo de especial. É um excelente cardiologista porque tem uma concepção de Medicina. Eu sou um paciente dele que tive a felicidade de ser seu amigo. Fui diagnosticado com um problema cardíaco, sem sintoma.

Não cheguei a ter um infarto. Miguita tratou precocemente um problema que estava no meu caminho.

Por isso, eu digo que o Miguita tem alguma coisa a mais. Eu tinha ido fazer o controle pós-colocação de stents. Os exames apontavam que tudo estava normal. Então o Miguita disse: 'Está normal, mas vamos fazer uma tomografia'. Nessa tomografia foi descoberto um problema que envolveu outra intervenção. Por isso ele é um médico com concepção.

Ele teve um *estalo*. E apareceu um problema totalmente silencioso no meu coração. O Miguita salva vidas.

Eu sou formado na décima turma de Medicina da Universidade Estadual de Londrina, mas conheço o Miguita desde 1974 ou 1975.

Ele foi meu professor de Botânica, no Curso Universitário, quando era ali no antigo Colégio São Paulo, na Rua Piauí, esquina com Avenida São Paulo. Daí em diante sempre estivemos juntos, de alguma forma. Ele sempre foi uma pessoa aberta e que conversava bastante. Eu fui nadador da ACEL, na adolescência, e, anos depois, quando os filhos dele cresceram, ele foi convidado a ser diretor de natação do clube. Fizemos grandes laços por meio do esporte. Também sempre encontrava o Miguita nos jantares dos Médicos Nikkeys.

Contudo, mais fortemente no golfe, para o qual fomos juntos. Compartilhávamos ideias e Miguita foi presidente e fiz parte da diretoria do Londrina Golf Club. Convivemos ali de 1994 a 2005. Hoje ainda fazemos parte da diretoria de golfe do Royal Golf Residence, onde moramos. Jogamos golfe todo fim de semana. Jantamos em família toda segunda-feira. A Kessae costuma fazer jantares para filhos e netos e para mim e minha esposa. Nós somos vizinhos. Praticamente de casa. Quando não tem comida na casa de um, bate na casa do outro. Nós viajamos juntos também. Nós formamos um círculo de amigos. O Dr. Miguita, o Dr. Issamu Onishi, meu sócio, o Dr. Eduardo Inada, e eu. Tommaso Rotondo, um excelente cozinheiro, sempre ia preparar uma comida na casa do Miguita ou na minha, e todos vinham participar.

Miguita é um grande amigo, irmão, pai. Ele se preocupa com os problemas dos amigos. Não é amigo de ocasião. Ele ajuda efetivamente e não fica na superficialidade. E também gosta de festejar com bastantes amigos. E ele não quer nada para ele, quer para os outros. O Miguita é um líder que leva as coisas para frente em tudo o que faz. Assumiu a diretoria de natação da ACEL com êxito. Na Secretaria Municipal do Idoso, contribuiu muito para que a terceira idade fosse mais vista. No golfe ele fez esse esporte prosperar. O Miguita é um excelente administrador."

DR. FRANCISCO GREGORI
Cirurgião

"Eu digo que na vida a gente não nasce com as coisas dadas. E o Dr. Miguita tem uma coisa em comum comigo. Tanto ele quanto eu tivemos de trabalhar para estudar. Essas coisas aproximam a gente.

Nós dois também temos paixão pelo esporte, pelo futebol e chegamos a jogar no mesmo time de suíço. O Miguita sem dúvida nenhuma foi quem mais me apoiou. E sou bastante grato a ele. Eu tenho todos eles como parte da minha família. Miguita é o médico da minha família, a Kessae é a médica dos meus filhos e dos meus netos. Sou padrinho do Marco. Então nós nos tornamos muito próximos.

Não foi apenas o relacionamento profissional. Nós também dividimos as angústias e os percalços, o que cria um vínculo maior. É fácil ter parceiros no sucesso. No insucesso é que a gente precisa do verdadeiro parceiro. E isso eu sempre tive no Miguita. Enfim, é o que chamo de um belíssimo relacionamento."

RAUL FULGÊNCIO
Corretor imobiliário

"O Dr. Miguita é um amigo. Ele é um cidadão exemplar, envolvido com a sua comunidade, parte ativa da vida de Londrina. Um homem devotado grandemente aos esportes, às causas sociais, à Medicina, sempre pronto a colaborar, seja convocado ou não. Ele construiu uma família linda, tem uma esposa que é um exemplo de simplicidade, de humildade e pessoa merecedora de grande respeito. O Dr. Miguita é um homem generoso com os amigos e com todos os que o cercam."

JOVANA FUGANTI
Golfista

"Ele é nosso amigo e médico da minha família, uma pessoa dedicada ao futebol, à natação e ao golfe. E também dedicado às causas sociais, aos idosos. Ele está sempre presente em nossas vidas. Nos torneios de aniversário do Dr. Miguita, eu e meu filho Ivan formamos uma trinca de jogadores com ele. E essa trinca, que começou já no primeiro torneio há mais de dez anos, continua até hoje!"

RENATO POZZOBON
Tenista e golfista

"Um dia eu fui à inauguração do campo de golfe. Conheci o Dr. Miguita e todos os golfistas também. Era um pessoal muito receptivo e pensei: 'esse negócio de golfe deve ser bacana'. Me aproximei do Dr. Miguita. Ele jogava golfe, era meu vizinho e era gente fina. Ele virou até o meu cardiologista! Nos tornamos muito amigos, de golfista me tornei um paciente. Jogamos juntos por anos e passei a conhecer mais o Dr. Miguita. Agradeço a sua dedicação. Só tenho a enaltecer a pessoa dele, que eu admiro muito!"

DR. EDUARDO INADA
Médico pediatra

"Eu conheço o Miguita desde 1966, em São Paulo. Ele sempre foi uma pessoa com uma capacidade comunicativa muito grande. Um grande médico, um grande administrador, uma pessoa dedicada à Medicina, ao esporte e à sociedade. E continuamos amigos."

ANTÔNIO CASEMIRO BELINATI

Radialista político e prefeito de Londrina por três gestões

"O Paizão de Londrina. Dr. Miguita, médico da mais alta competência, é profissional de respeitabilidade nacional. Em grande sacrifício de seu trabalho, aceitou o desafio de ser o secretário do idoso de Londrina. Foi brilhante, criou e desenvolveu muitos e muitos projetos de atendimento e valorização dos idosos. Doutor Miguita tem sido lembrado como um homem bom que carrega na alma o respeito ao próximo.

Ombro amigo de todos, independente de raça, cor, religião ou poder econômico. Isso é um pouco de tantas e tantas qualidades do Doutor Miguita. Muitos pacientes se apegam tanto a ele que o tratam como um 'paizão'. Sem dúvida, um homem abençoado, um Semeador de Saúde!"

DR. JOSÉ EDUARDO SIQUEIRA

Cardiologista, catedrático, criador e coordenador do curso de Medicina da PUC-PR/ Londrina

"Quando encontro com o Miguita, falamos longamente sobre valores, sobre como a sociedade pode melhorar, não apenas sobre casos médicos, conversamos muito sobre o país. Eu dou aula desde 1970 até hoje, e posso garantir que pessoas como o Miguita se contam apenas numa das mãos.

Ele é uma pessoa singular. Há uma filósofa espanhola, chamada Adela Cortina, que diz: 'A cidadania verdadeira é saber viver com o outro e para o outro.' Na minha percepção, acho que o Miguita se considera uma pessoa que pertence à comunidade. Creio que o fundamental da vida do Miguita é o espírito de doação."

DR. ISSAMU ONISHI
Gastroenterologista e melhor amigo
~ in memoriam ~

"Conheci o Miguita em 1968. Entramos na Faculdade de Medicina juntos. Desde o início fomos amigos. Estudávamos juntos todo dia. Depois que ele se casou com Kessae, nossas famílias também se tornaram muito amigas. Acompanhei desde o nascimento dos seus três filhos, que se tornaram amigos dos meus. Adoro os filhos dele. Pescávamos juntos com frequência. O Miguita me ajudou muito no começo da minha vida como médico, depois que voltei da especialização no Japão. Miguita sempre foi um amigo leal. Ajudei-o no dia a dia. Sempre."

LUIZ CARLOS MIGUITA JÚNIOR
Filho

"Meu pai é um exemplo, a pessoa de maior coração que existe, sempre disposto a ajudar as pessoas, independentemente de retorno. Ele sempre fez trabalhos com a terceira idade e criou a Secretaria do Idoso. Realmente, naquela época, há vinte e dois anos, não havia atividades ou maiores cuidados para com os idosos. Eu acompanhei esse momento. Meu pai também sempre fez um círculo de amizades muito bom. O esporte levou o nome dele como o médico da fase áurea do Londrina EC. Os meios de comunicação sempre o procuravam e ele era uma referência. Os médicos antigos eram assim. Hoje, a medicina é muito defensiva, o médico pede exames para se garantir, mas acaba perdendo no exame físico, na conversa, perde de conhecer as particularidades da vida do paciente. Meu pai trabalha muito. A Célia, que foi minha babá e ainda está com a gente, é a companheira de almoço do meu pai quando minha mãe não vem almoçar. Vejo que a vida do meu pai são os netos. Quando eles chegam, os olhos dele brilham."

LUCIANA MARIA ROMAGNOLLI PAGAN
Nora

"Eu participo da família Miguita há oito anos, mas já conhecia-os a família há mais tempo por causa da Cardiologia, pois meu sogro é conhecido de todos e os dois filhos também são especialistas. Minha impressão sobre o Dr. Luiz Carlos Miguita é de que ele é cauteloso, sensato e transmite segurança aos seus pacientes. Mas não é só um médico, ele acaba se tornando um amigo, pois é uma pessoa cativante. Ele nasceu para ser cardiologista, profissão que ele ama. O esporte também faz parte da essência dele. O golfe o faz vibrar e é envolvente para ele e para os amigos. Ele organiza torneios, busca patrocínios e troféus. Ele está sempre pensando em como agradar as pessoas. Meu sogro é um marido muito prestativo, carinhoso e sensível, como pude observar convivendo nesse tempo, embora não seja com frequência. O Dr. Miguita é uma das pessoas mais generosas que eu conheço. E não só com a família, mas com todas as pessoas que ele convive. Ele é uma pessoa com propósitos e faz valer a pena cada dia que ele vive. Ele valoriza muito a família, uma coisa que é muito importante para ele. O Dr. Miguita é um esteio familiar. Quer estar sempre perto dos netos e é muito carinhoso, brinca, inventa apelidos engraçados e fala com eles todo dia. Ele é muito querido."

LEONARDO ZUAN ESTEVES MIGUITA
Neto

"A situação mais recorrente da minha vida é talvez ouvir frases como: 'Conheço seu avô', 'Seu avô me ajudou uma vez', 'Já fui atendido pelo seu avô'. É uma situação que sempre me coloca para refletir, pois é realmente incrível a quantidade de pessoas cujas ações do meu avô as marcaram de alguma forma. Talvez seja essa a maior qualidade que alguém possa ter, uma vez que as únicas coisas que realmente temos do mundo são sensações. Logo, ter a capacidade de ser relacionado a elas com certa recorrência é realmente admirável. Deve ser algo a que todos deveriam aspirar: ser uma pessoa boa o bastante para que muitos se recordem com felicidade."

PEDRO ZUAN ESTEVES MIGUITA
Neto

"Meu avô é uma pessoa muito especial para mim. Sempre posso pedir e contar com sua ajuda. Ele é sempre muito bem humorado e me diverte com suas brincadeiras com a minha avó. Penso em fazer Medicina."

MARCO CÉSAR MIGUITA
Filho

"Meus pais são o exemplo de como uma familia unida deve ser. Estamos juntos toda segunda-feira à noite, para um jantar em familia, minha mãe é uma excelente cozinheira e meu pai faz questão de estar junto com os netos. Ele sabe como aconselhar e agradar a cada um de nós, sempre com poucas e assertivas palavras. Fiz faculdade de Medicina pela admiração que tenho pelos meus pais. A profissão nos uniu muito mais. Todos os dias nos falamos e trocamos ideias, discutimos casos e conduzimos nossos pacientes com cuidado e profissionalismo. O grande legado do meu pai é priorizar a união da família, ser dedicado a profissão e saber mediar os problemas com sabedoria."

ANA CAROLINA SILVA JUNQUEIRA MIGUITA
Nora

"Eu e o Marco começamos a namorar em 1998 e logo ele me trouxe a Londrina para conhecer a família. Me lembro com detalhes do dia que conheci meus sogros, eles foram muito delicados e receptivos. O Dr. Miguita tem uma grande capacidade de agregar e aconselhar, tem o dom da palavra. Ele sabe dizer a palavra certa no momento certo. Me lembro quando demos a notícia de que eu estava grávida de uma menina, ele ficou radiante! Quando a Gabriela nasceu, ele era o primeiro a passar no hospital, antes da 7h da manhã ele já estava, lá sorridente, todo de branco, impecável. Já com o Rafael ele tem a sintonia com o futebol, com as brincadeiras e "conselhos" que nos fazem rir muito. Ele é muito querido e respeitado como médico, mas tenho a alegria e a honra de tê-lo como sogro."

GABRIELA JUNQUEIRA MIGUITA
Neta

"Meu avô é muito presente em minha vida, desde mandar, 'Bom dia', até irmos viajar juntos. Nossa relação é muito especial, sou a única menina da família. Quando fiz 15 anos, meu avô escreveu uma carta linda para mim, dançamos *Love of my life* e ele se emocionou. Vamos ao shopping, almoçamos juntos nos finais de semana e costumávamos jantar toda segunda-feira, porém agora que estou morando fora, não consigo estar tão presente como gostaria. Estou fazendo faculdade de Medicina, seguindo os passos da minha família. Um dos primeiros a saber que eu havia sido aprovada foi o meu avô, ele ficou extremamente feliz e orgulhoso. Dias depois me deu um jaleco e um estetoscópio que vou levar comigo por toda a minha vida. Meu avô tem apelidos carinhosos para cada um de seus netos, o meu é Bibica e o meu para ele é Vô Mig. Ele pede beijo todo o tempo. Ele é divertido e adora incentivar tudo que eu me interesso. Eu amo meu avô, ele é uma das minhas maiores inspirações. Vovô, eu te amo e te admiro."

RAFAEL JUNQUEIRA MIGUITA
Neto

"Meu avô é uma pessoa boa e generosa. Ele é muito próximo a mim e a minha irmã. Sempre conversamos sobre futebol e ele gosta de ouvir sobre os meus treinos. Torço para o São Paulo como ele. Toda segunda-feira jantamos juntos na casa dele, depois do jantar sentamos no sofá e conversamos um pouco. Meu avô fica pedindo beijo o tempo todo e canta musiquinhas que ele inventa sempre com nome dos netos na música. Ele é engraçado, quando viajamos, sento do lado dele e ele fica me cutucando o tempo todo e fazendo perguntas, me dando conselhos e contando como conquistou a minha avó. Meu avô ensina que respeito aos pais é muito importante e ele diz para estudarmos bastante. A maioria dos meus professores sabem quem é o meu avô, o Dr. Miguita. Eu vou ser cardiologista, como meu pai e meu avô."

FERNANDA MIGUITA
Filha

"Meu pai sempre foi mais de escutar. Ele se impõe pelo respeito e pela autoridade, sem falar muito. Não fala em voz alta. É discreto e bastante observador. Não é de dizer a opinião. Ele resguarda o que sabe e fala a partir do contexto da conversa. E ele sabe muito, de papos corriqueiros a assuntos técnicos que ele domina. Nunca foi de brigar. É sisudo e, às vezes, turrão e resmungão. É introspectivo, mas é sociável e gosta de gente, de ter a casa cheia e conviver com seus amigos. Não gosta de ficar sozinho. E adora festas de aniversário. Tem senso de humor, é uma pessoa generosa que se esforça em ajudar e tem prazer em presentear as pessoas. Também, desde que ele era pequeno, ele gosta de crianças. Ele quer manter os filhos unidos sempre. E fica triste se há alguma desavença. Gosta de ver todos os filhos juntos e, às segundas-feiras, tem a tradição de convidar e receber netos e filhos. Ele só tem um defeito, que é ouvir futebol no rádio, seja jogo do Londrina ou jogo de várzea. E, claro, ele adora esportes. Nunca foi de viajar. E agora, mais velho, ele viaja mais."

LUIZ PHILIPPE DE ORLEANS E BRAGANÇA
Genro

"Ele se comporta como um patriarca. Tem uma posição de proeminência em relação a todos e busca o equilíbrio da família. Ele não se coloca em disputas e mantém-se numa posição altiva.

Ele também tem uma influência positiva em seus filhos, netos e na família como um todo. Percebo que ele exerce sua autoridade de diferentes maneiras. Exerce o comando social de pessoas, e não de ideias. Não é alguém que dê comando técnico. É um comandante social e tem um perfil político. Sabe organizar pessoas e sabe quais os contatos certos. Ele transcende à imigração, é um diplomata da comunidade e quer ser aceito. Quer fazer a diferença na sua cidade. Seu lema poderia ser 'Fiz o bem onde vivi'. Tem uma aspiração política não realizada, creio. Não é uma pessoa acomodada. Visa a melhoria pessoal, o *self-improvement*, a superação. É uma pessoa perfeita comigo. Sempre disposto a prestar ajuda, caso eu lhe peça, pois se envolve seriamente nas questões. É uma boa pessoa, um bom cidadão e um exemplo. É um privilégio ser genro do Dr. Miguita."

MAXIMILIAN DE ORLEANS E BRAGANÇA
Neto

"Meu avô é uma pessoa gentil. Ele quer que a gente dê o nosso melhor em tudo. Ele quer que a gente fique seguro. Ele gosta de ficar beijando, abraçando, pois é carinhoso. Reparei que ele trabalha muito. Em dia de semana, ele chega tarde e só encontro com ele de sábado e domingo. Ele gosta de presentear. Eu gosto quando fico com ele. Todos os netos ficam com ele. Ele faz perguntas para mim e finge que não sabe a resposta. É engraçado. Ele me leva para passear de carrinho de golfe. Gosto de ficar com o meu avô. Como eu moro em São Paulo, eu ligo toda noite para ele. Eu falo do meu dia e pergunto sobre o seu dia. Ele quer que a gente fique sempre juntos."

ARMANDO

Amigo

Entre as paixões de Miguita, há uma que nasceu em sua infância e que perdura em sua vida – é a relação com os animais, sobretudo com cachorros. Teve muitos cãezinhos de estimação. Shiro, Duque, Beat, Boneca, Big, Tati, Chusca e Armando. Lembra-se com carinho do Shiro, que o acompanhava na sua infância para todo lugar quando morava em Tupã. Também lembra, com muita emoção, do Armando, que conquistou a todos com a sua simpatia, obediência e docilidade.

Ele chegou no colo da sua filha Fernanda, em 2002, que veio de São Paulo e resolveu deixá-lo na casa dos pais em Londrina. Era um yorkshire muito tímido e com uma história triste, pois fora desprezado por dois donos anteriores.

Na nova casa, Armandinho recebeu o amor que tanto precisava. Inicialmente, ficou sob os cuidados do filho Júnior, que o levava a passeios pelo condomínio, dava banhos e o alimentava. Após seu casamento, Miguita e Kessae assumiram os cuidados com o cão, que se tornou companhia inseparável do casal por quase 14 anos.

Miguita lembra que o Armando era saudável, mas que, ao retornarem de uma viagem, ele adoeceu. Levaram a alguns veterinários e foram apresentados resultados inconclusivos e indicações de cirurgias desnecessárias. Foi seu filho Júnior que, após realizar exame de ecocardiograma, o diagnosticou com endocardite da válvula mitral.

Apesar do tratamento com antibióticos e acupuntura, em 16 de outubro de 2016, Armando faleceu a caminho do hospital veterinário. Na manhã desse dia, ele acordou e ficou olhando pela porta do quarto do casal em direção ao shopping Catuaí e, em seguida, foi acometido por falta de ar, tosse e desmaio. Miguita percebeu que o animal estava entrando num quadro de parada cardíaca. No carro, estava no colo de Kessae quando deu o último suspiro. Seus filhos, sensibilizados com a tristeza dos pais, resolveram dar outro yorkshire, mas eles não se sentiram preparados, pois consideram Armando insubstituível e são gratos pelos anos que passaram juntos.

O neto Max, para consolá-los, disse que no céu nasceu mais uma estrelinha.

AGRADECIMENTOS

Reconhecimento pelo trabalho

KARLA MARIE YAMANAKA MATIDA

Princípio desta obra

MAURÍCIO ARRUDA MENDONÇA

Escritor

EDINA REGINA PUGAS PANICHI

Professora Doutora em Letras e amiga

EDNA HIROE MIGUITA KAMIDE

Irmã fraterna

FLAVIO ALBERTO MENOLI DOS SANTOS

Fotografia

ELAINE BATISTELLA

Revisora dos textos

LUIZ PHILIPPE DE ORLEANS E BRAGANÇA

Genro incentivador desta obra

JOSÉ EDUARDO DE SIQUEIRA

Irmão e meu espelho

CARLOS EDUARDO DOS SANTOS GALVÃO BUENO

Amigo de sempre

CARLOS VINICIUS FERREIRA SATO

Artista plástico

MILTON OGAWA

Amigo de todas as horas

ISSAMU ONISHI

Saudades

GALERIA DE FOTOS

MEMÓRIAS

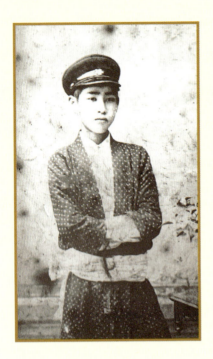

Avô de Luiz Carlos Miguita, Tatuhiko Miguita, posando como soldado. Esta é a única foto que guarda as memórias da família antes da imigração. Tirada na província de Kumamoto, Japão, s.d.

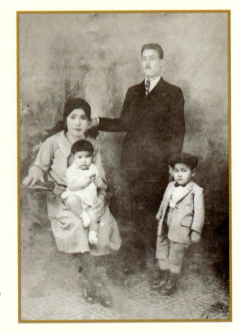

Avó de Miguita, Sadame, segurando a filha Ceetuco. Em pé, o avô Kazuto e o filho Coiti Mori, s.l., 1927.

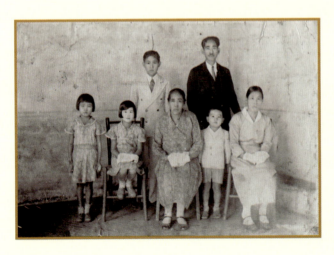

Tatuhiko e Tsuruo Miguita com o filho primogênito Luiz Miguita. Em pé: Luiz Miguita e Tatuhiko Miguita e, sentada à sua frente, Tsuruo Miguita e os filhos mais jovens. s.l., 1932.

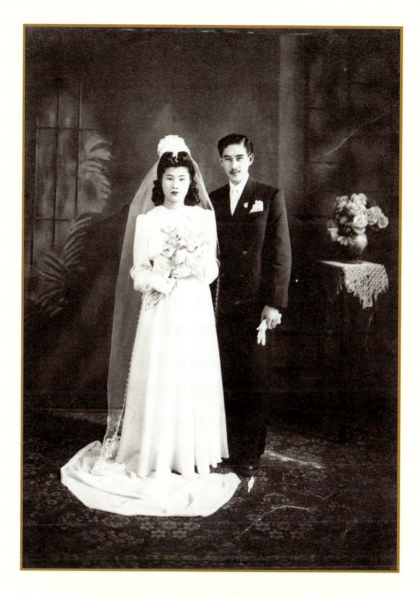

Casamento de Luiz Miguita e Ceetuco Mori celebrado em Bastos (SP), 1943. Não houve festa de casamento, pois acontecia a II Guerra Mundial e os japoneses estavam proibidos de realizar qualquer tipo de festa.

Pai, Luiz Miguita, olhando orgulhoso para o filho primogênito, recém-nascido, Luiz Carlos (apelidado de Hiro), em Tupã (SP), 1946.

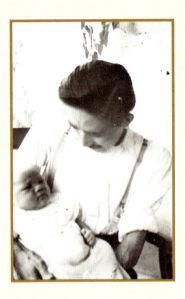

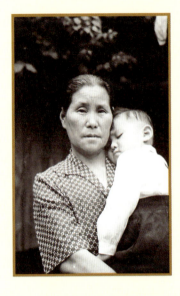

Hiro descansa no colo de sua batian (avó) Tsuruo, no quintal dos fundos de sua residência em Tupã (SP), 1948.

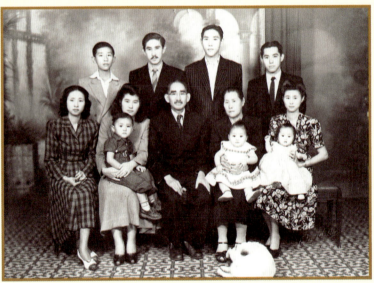

Luiz Carlos, no colo da mãe, com seus familiares em Tupã (SP), 1949. Em pé: Tsuruo Arlindo, Luiz, Jorge e Daihachiro Furusho. Sentados: Margarida, Ceetuco com Luiz Carlos no colo, Tatsuhiko, Tsuruo com a neta Edna e Joana com a filha Margarida.

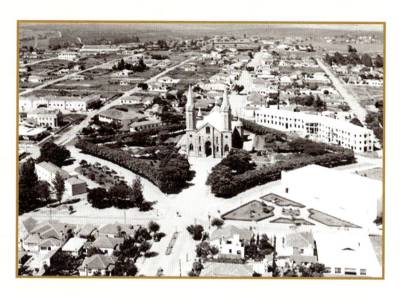

Vista aérea da Praça da Bandeira, onde se situa a Igreja Matriz de São Pedro em Tupã (SP). Aqui ficava a escola em que Miguita iniciou seus estudos e o sonho de ser médico. S.d.

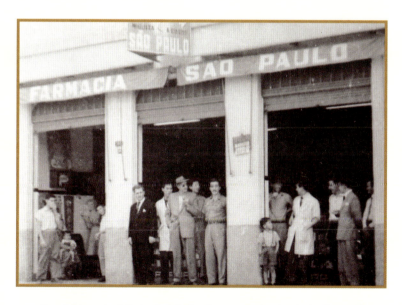

Na primeira porta, à direita, Luiz Carlos observa seu pai, Luiz Miguita, de avental branco, na Farmácia São Paulo, situada na Rua Carijós em Tupã (SP), 1951.

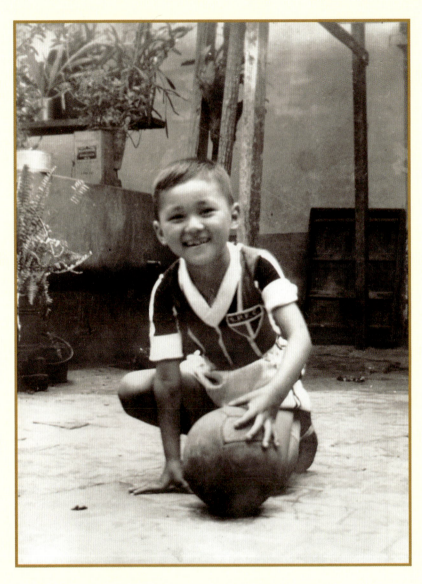

Hiro com uniforme do São Paulo F.C., também o time do coração de seu pai, Luiz Miguita, Tupã (SP), 1951.

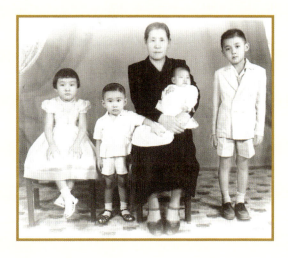

Batian (avó) Tsuruo segura sua neta recém-nascida Elizabeth. A partir da direita, Hiro, Guinho e Edna, Tupã (SP), 1953.

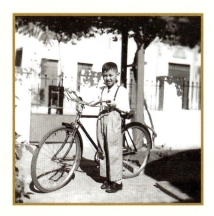

Hiro exibe feliz sua bicicleta Hermes no jardim da frente de sua residência em Tupã (SP), 1954.

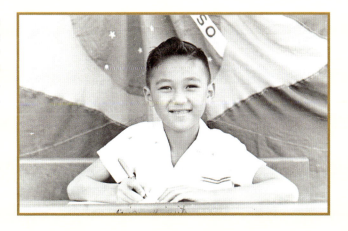

Luiz Carlos posa para foto com uniforme escolar do segundo ano do antigo Primário, Tupã (SP), 1954.

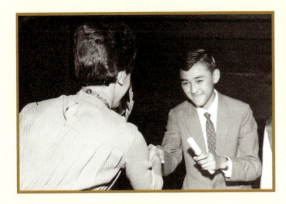

Luiz Carlos recebe seu diploma de colação de grau do ginásio da Escola Estadual Homem de Melo, São Paulo (SP), 1962.

Time de várzea Atlas FC, São Paulo (SP), 1966. Hiro jogava de centroavante. Em pé, a partir da esquerda: Pascoal, Márcio, Ademir, Saiyuki, Oberdam e Melo. Sentados: José Luiz, Oswaldo, Miguita, Jorge e China.

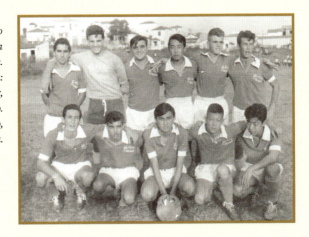

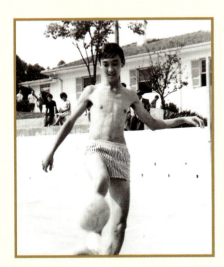

Luiz Carlos Miguita, apaixonado por futebol, se diverte fazendo embaixadinhas no Clube Chácara 3 Irmãos, São Paulo (SP), 1964.

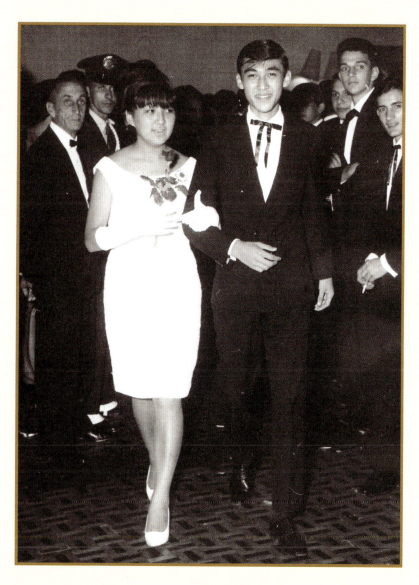

Edna comemorando sua formatura. Luiz Carlos Miguita, seu irmão, foi padrinho na ocasião, São Paulo (SP), 1966.

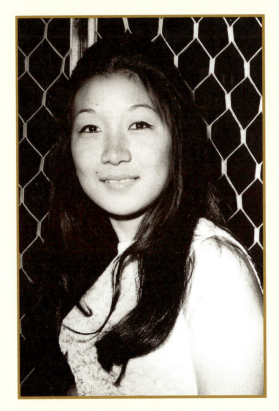

Fotografia de Kessae Hara jovem, em Londrina (PR), 1966.

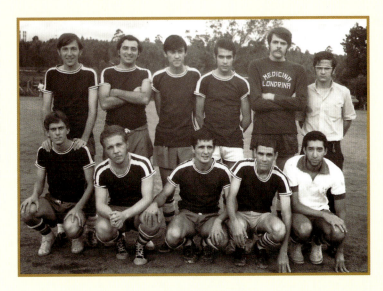

Primeiro time de Futebol Suíço do recém-criado curso de Medicina na Universidade Estadual de Londrina (PR), 1968.

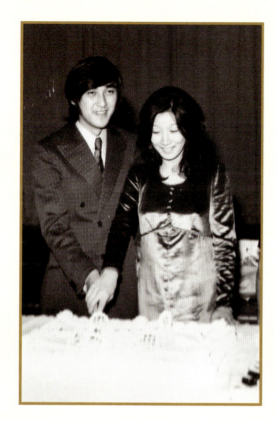

Depois de um namoro de dois anos, Luiz Carlos e Kessae celebram a festa de casamento realizada em São Paulo (SP), 1972. Foi um evento simples, mas cercado de pessoas queridas.

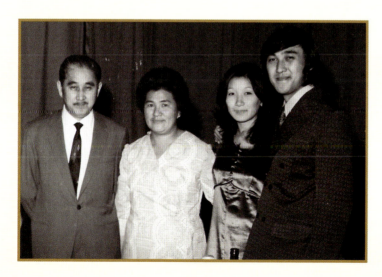

Em seu casamento, Luiz Carlos e seus pais, Ceetuco e Luiz Miguira, posam para foto com a noiva, São Paulo (SP), 1972.

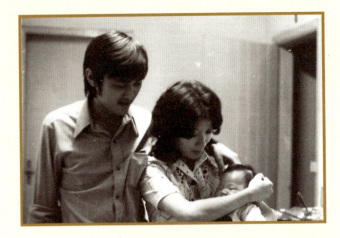

No mesmo ano de seu casamento e enquanto ainda eram estudantes de Medicina, Kessae deu à luz ao primeiro filho: Luiz Carlos Miguita Júnior, Londrina (PR), 1972.

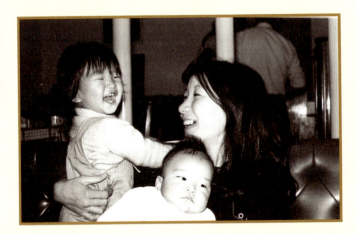

Onze meses após o nascimento de Júnior, nasce Marco César. A família cresce alegremente, Londrina (PR), 1973.

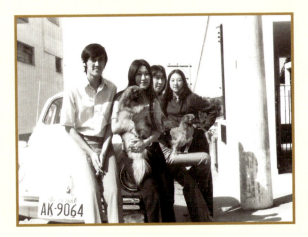

Luiz Carlos com seus irmãos Beth, Guinho e Edna e os queridos cachorros Beat e Biana em frente à residência da família em São Paulo (SP), 1973.

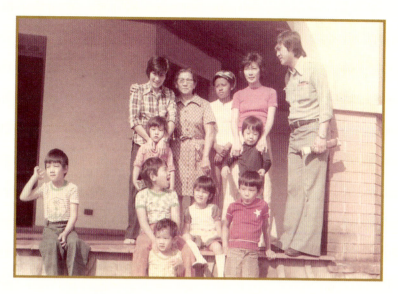

*Reunião de família na casa de Rosa, irmã de Kessae, casada com Yukio Takeuchi.
Em pé: Rosa, Assako, Kessae e Miguita, com as crianças Marco e Júnior.
Sentados: Gugu, Mauro, Ricardo, Ana Paula e Fernando, Cafelândia (SP), 1976.*

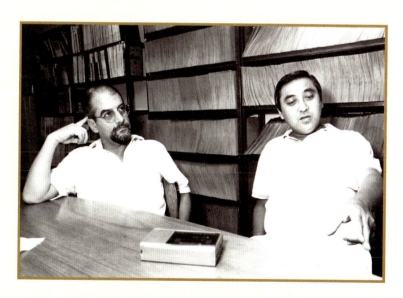

*Em 1973, Dr. Miguita iniciou seus trabalhos no Instituto de
Cardiologia de Londrina (PR), onde recebeu seu primeiro salário.
Em 1977, ano da foto, Dr. Miguita se tornou sócio do instituto e
participa de reunião com Dr. Eduardo Siqueira.*

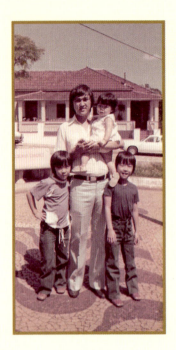

Miguita registra sua primeira foto com Fernanda, a primeira menina do casal. Ao lado, os meninos Marco e Júnior, em Cafelândia (SP), 1978.

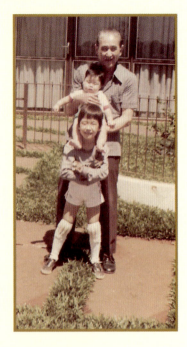

O avô Luiz Miguita se diverte com os queridos netos Fernanda e Júnior, em Londrina (PR), 1978.

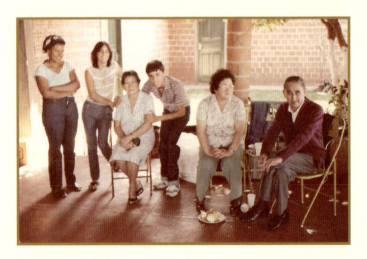

Célia Santos, Assako Hara, Ceetuco e Luiz Miguita no aniversário do neto Júnior, realizado na chácara Tiradentes, em Londrina (PR), 1982.

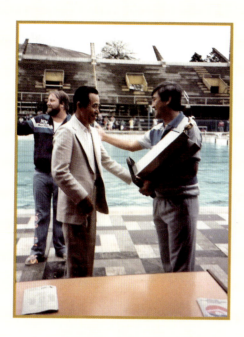

Luiz Carlos Miguita recebe troféu pela participação da Associação Cultural e Esportiva de Londrina (ACEL) no Torneio Intercolonial de Natação IMIN 80, realizado no Ibirapuera, São Paulo (SP), 1988.

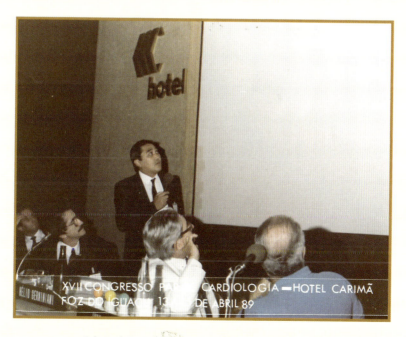

Palestra do Dr. Miguita no XVII Congresso Paranaense de Cardiologia, realizado em Foz de Iguaçu (PR), 1989.

Miguita, ao lado da esposa, Kessae, exibe o título de Cidadão Honorário de Londrina (PR), 1994.

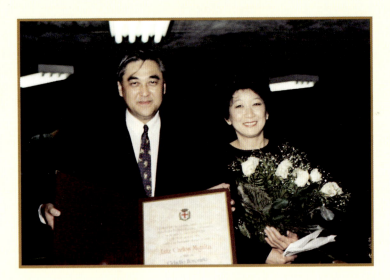

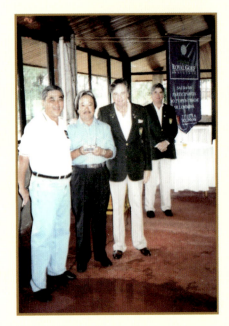

Londrina Golf Club recebe participantes do 20 Open Cidade de Londrina. Na recepção, Miguita e os amigos Issamu Onishi, Dom Eudes de Orleans e Bragança e Cláudio Kiryla, Cambé (PR), 1996.

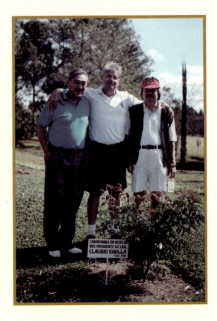

O golfista Cláudio Kiryla, entre Miguita e Issamu Onishi, foi homenageado com o plantio de uma árvore no Londrina Golf Club, Cambé (PR), 1996.

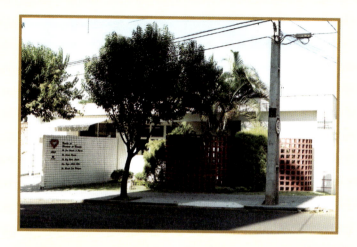

Centro do Coração inaugurado em 1991 na Rua Souza Naves, nº 1.456, em Londrina (PR). O CDC foi fundado pelos médicos Luiz Carlos Miguita, José Eduardo Siqueira, Luzia Oshiro, Laércio Uemura e Ricardo Rodrigues, Londrina (PR),1997.

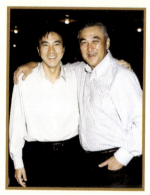

Dr. Laércio Uemura e Dr. Miguita, Londrina (PR), 2003.

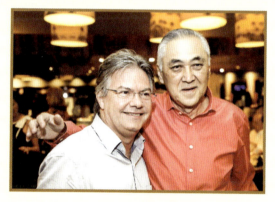

Dr. Ricardo Rodrigues e Dr. Miguita, Londrina (PR), 2018.

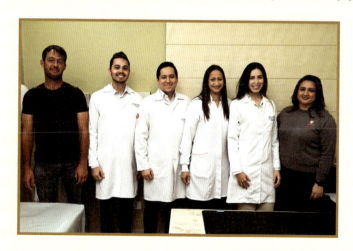

Médicos e funcionários do CDC. A partir da esquerda: Edimar Vanzela, Dr. Rodrigo Muniz, Dr. Guilherme Utsumi, Elaine Batistella, Dra. Lorena Borges e Evelin Cristina Izzo, Londrina (PR), 2023.

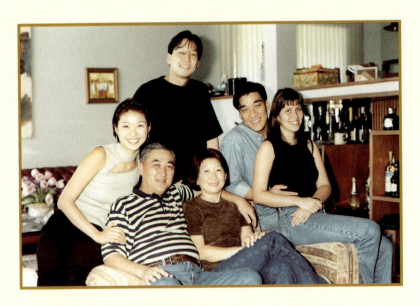

Família Miguita reunida na residência da Rua Santiago. Kessae, Miguita, Fernanda, Júnior, Marco e a primeira nora, Carolina, em Londrina (PR), 1999.

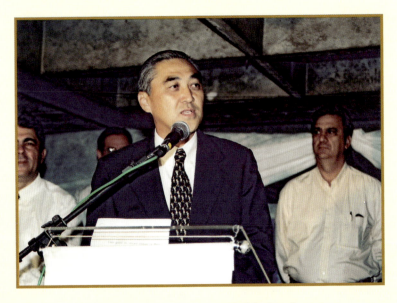

Dr. Miguita, primeiro-secretário municipal do Idoso, discursa na cerimônia de posse, Londrina (PR), 2000.

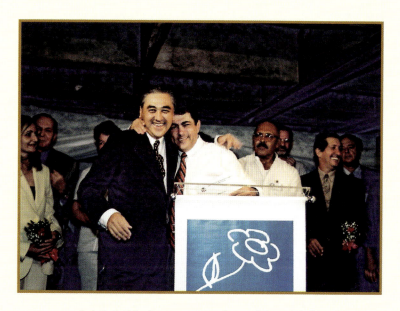

Luiz Carlos Miguita assume o cargo de secretário municipal do Idoso na gestão do prefeito Antônio Belinati, Londrina (PR), 2000.

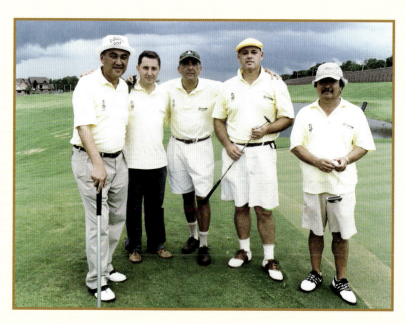

Torneio de golfe do Presidente realizado no Royal Golf Residence, Londrina (PR), 2003. Miguita, Terra Júnior, Galvão Bueno, Ivan Pozzi e Issamu Onishi.

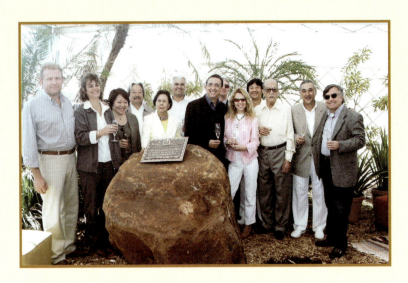

Evento de inauguração da Associação Beneficente Galvão Bueno, para acolhimento de idosos da cidade, Londrina (PR), 2003. A partir da esquerda: Eloi e Maria Augusta Spagnuolo, Luzia Yamashita, Issamu Onishi, Benedicta Mildred dos Santos, Sidney Oliveira, Galvão Bueno, Ederaldo Soares, Milton Ogawa, Celso Garcia, Luiz Carlos Miguita e Francisco Gregori Júnior.

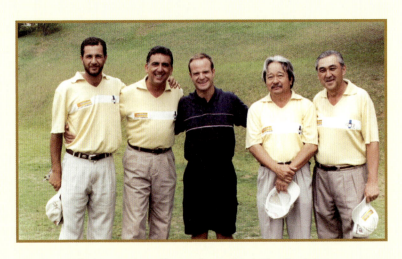

Miguita e os amigos golfistas recebem o piloto de Fórmula 1 Rubens Barrichello, no Guarapiranga Golf & Country Club, São Paulo (SP), 2005. A partir da esquerda: Marcos Silva, Galvão Bueno, Rubens Barrichello, Issamu Onishi e Miguita.

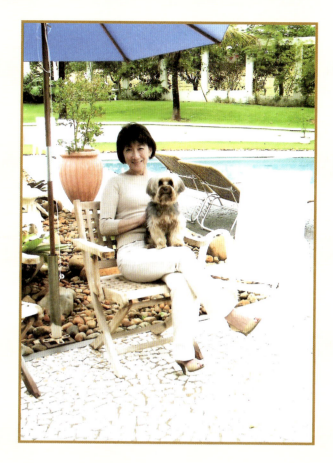

Kessae com Armandinho no colo, no jardim de residência, Condomínio Royal Golf Residence, em uma pausa durante a comemoração dos 80 anos de sua sogra Ceetuco, Londrina (PR), 2006.

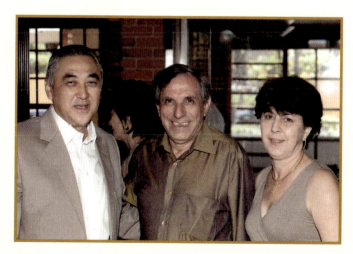

Comemoração de 60 anos do Dr. Miguita, com presença do jornalista esportivo João Baptista Faria e sua esposa, Dirce, Londrina (PR), 2006.

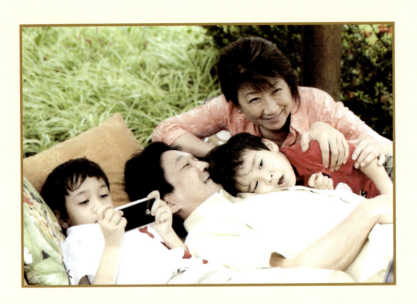

Kessae com o filho Júnior e os netos Leonardo e Pedro, no jardim da residência, Condomínio Royal Golf Residence, Londrina (PR), 2010.

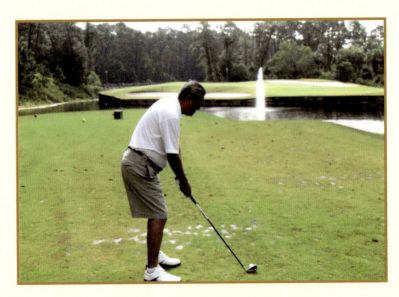

Dr. Miguita se concentra para uma tacada e aproveita a experiência internacional no Disney`s Saratoga Springs Resort & Spa, Orlando (FL), 2011.

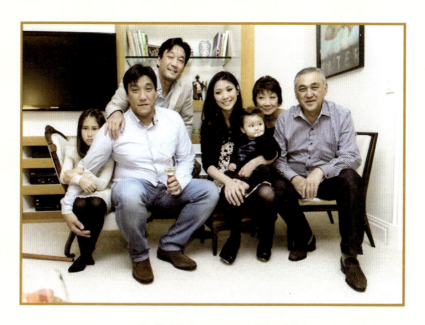

Família Miguita comemora o aniversário de um ano do pequeno Max, São Paulo (SP), 2013. A partir da esquerda: Gabriela, Marco, Junior, Fernanda, Max, Kessae e Miguita.

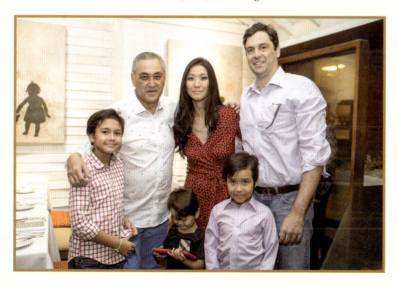

Miguita com sua filha Fernanda, o genro Luiz Philippe de Orleans e Bragança e os netos Leonardo, Max e Pedro na comemoração dos 69 anos em Londrina (PR), 2015.

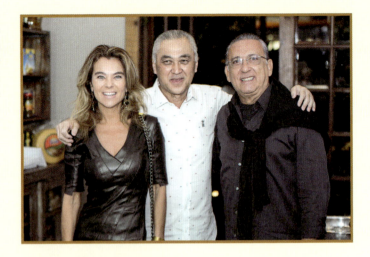

Desirée e Galvão Bueno posam para foto ao lado do aniversariante, Londrina (PR), 2015.

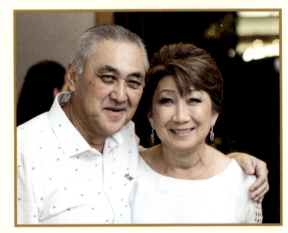

Luiz Carlos Miguita e Kessae Hara comemoram os 43 anos de casados, Londrina (PR), 2015.

No seu aniversário de 69 anos, Miguita recepciona o casal Raul e Sonia Fulgêncio. Londrina (PR), 2015.

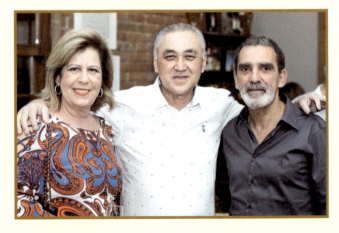

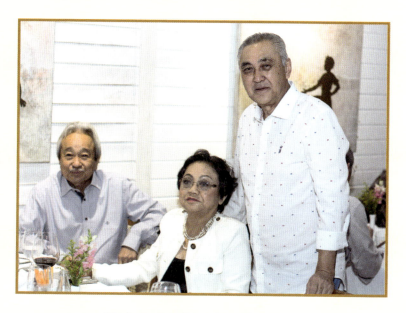

Miguita com seu melhor amigo Issamu Onishi e a médica Dra. Luzia Oshiro, que compareceram ao seu aniversário de 69 anos, Londrina (PR), 2015.

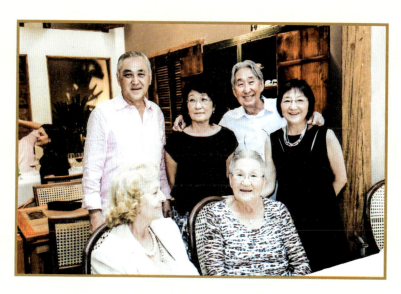

No aniversário de 70 anos, Miguita com sua mãe Ceetuco e os irmãos Elizabeth, Edna e Reynaldo. Sentada à esquerda, Julieta Rotondo, Londrina (PR), 2016.

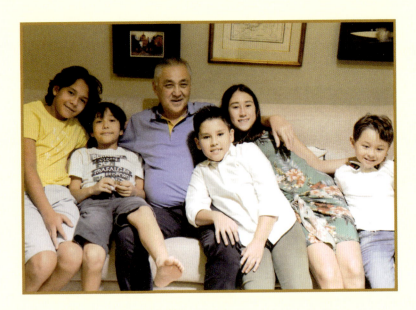

Miguita e Kessae reúnem os filhos e netos, semanalmente, para um jantar em sua casa. A alegria do avô Miguita é estar rodeado dos seus netos queridos: Leonardo, Pedro, Rafael, Gabriela e Max, Londrina (PR), 2017.

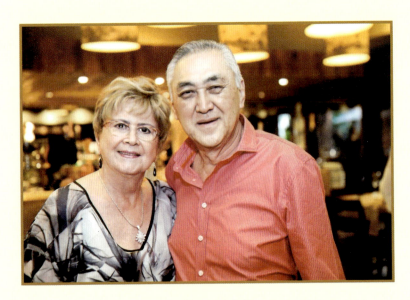

Em suas festas de aniversário, o Dr. Miguita sempre conta com a presença de sua amiga Mafalda Bongiovanni, Londrina (PR), 2018.

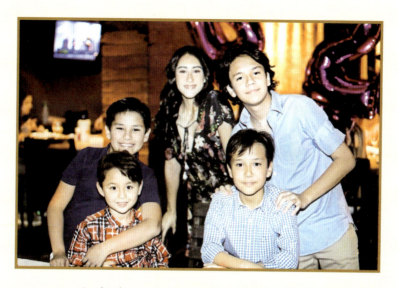

Os adorados netos de Miguita e Kessae e o futuro da família: Max, Rafael, Gabriela, Leonardo e Pedro, Londrina (PR), 2018.

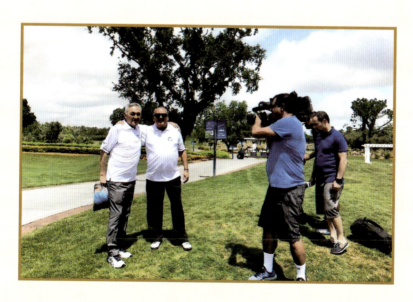

Miguita e Galvão Bueno no Torneio Bem Amigos de Galvão Bueno, Orlando (FL), 2019. Galvão é um grande apoiador do esporte na cidade de Londrina, especialmente o golfe.

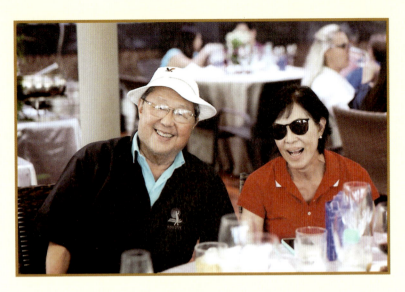

Dr. Eduardo Inada, amigo de Miguita desde a época da faculdade de Medicina, com sua esposa, Marina, Londrina (PR), 2022.

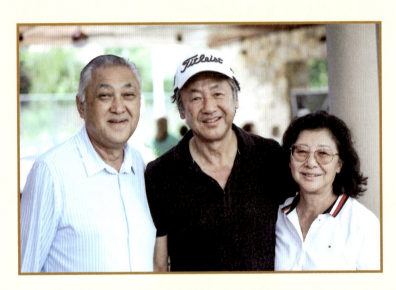

Miguita com os amigos de longa data Dr. Milton e Edna Tiemi Ogawa, Londrina (PR), 2022.

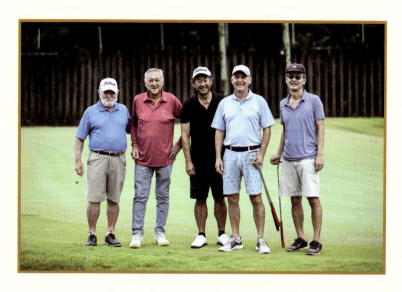

Torneio 4 de Dezembro realizado no Royal Golf Residence, em Londrina (PR), 2022. Miguita com os golfistas Pedro Lucio Andrade, Milton Ogawa, Renato Pozzobom e Ricardo Nakamura

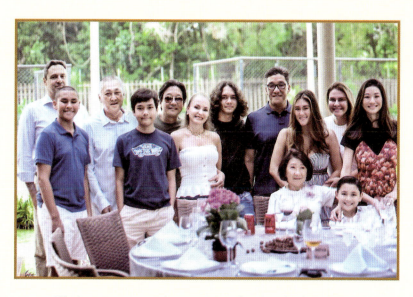

Miguita comemorou seus 76 anos na presença de amigos e familiares. A partir da esquerda: Luiz Philippe, Rafael, Miguita, Pedro, Júnior, Luciana, Leonardo, Marco, Gabriela, Carol e Fernanda. Sentados: Kessae e Max. Londrina (PR), 2022.

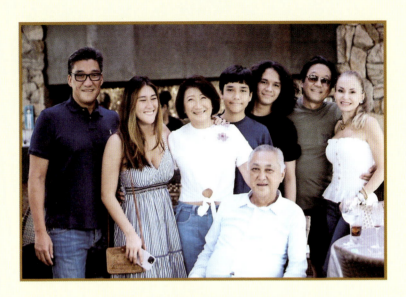

Miguita e Kessae com os filhos Marco e Júnior, acompanhado de sua esposa, Luciana, e os netos Gabriela, Pedro e Leonardo, Londrina (PR), 2022.

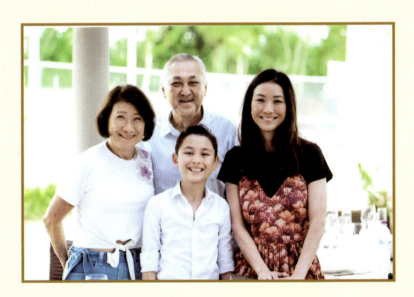

O aniversariante Miguita com sua esposa, Kessae, a filha Fernanda e o neto Max. Integrante mais novo da família, Max descreve seu avô como 'uma pessoa gentil', Londrina (PR), 2022.

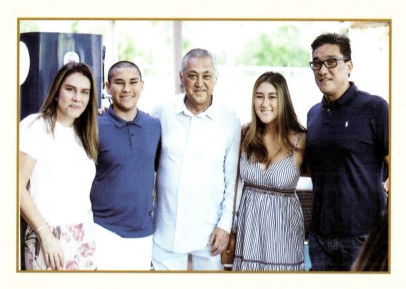

Miguita posa feliz com seu filho Marco, a nora Carol e os netos Rafael e Gabriela, Londrina (PR), 2022.

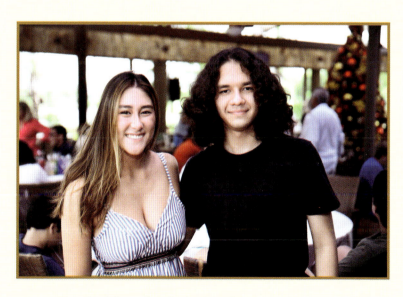

Seguindo a tradição familiar de excelência nos estudos, os netos se tornaram universitários em 2022. Gabriela em Medicina e Léo em Direito, Londrina (PR), 2022.

Este livro foi composto em 2023 por Maquinaria Editorial nas famílias tipográficas FreightText Pro, Essonnes e Degular Variable. Impresso na gráfica Viena.